艾灸实用手册

杨燕妮 编

上海科学普及出版社

图书在版编目（CIP）数据

艾灸实用手册 / 杨燕妮编 . -- 上海 ：上海科学普及出版社， 2024.4

ISBN 978-7-5427-8754-5

Ⅰ．①艾… Ⅱ．①杨… Ⅲ．①艾灸－手册 Ⅳ． ① R245．81-62

中国国家版本馆 CIP 数据核字（2024）第 101120 号

责任编辑　刘宝良

艾灸实用手册

杨燕妮　编

上海科学普及出版社出版发行

（上海中山北路 832 号　　邮政编码　200070）

http：//www.pspsh.com

各地新华书店经销　　　　　　三河市铭诚印务有限公司印刷
开本　787×1092　　1/16　　印张　13.5　　字数 210 000
2024 年 4 月第 1 版　　　　　　2024 年 4 月第 1 次印刷

ISBN　978-7-5427-8754-5　　定价：98.00 元

艾灸实用手册

编委会

主　　编	杨燕妮	刘　琴	马蔚蔚	罗　琴	罗章梅
副 主 编	丁再新	陈　萍	肖艳艳	鲁　静	张　静
编写人员	王君君	刘善敏	陈金凤	杨　娜	杨纷纷
	吴越杰	敖明慧	熊　艳		

前　言

近年来，国家对中医药事业的发展给予了前所未有的重视和支持，中医药在公共卫生体系中的作用日益凸显，尤其是在新冠疫情防控中，中医药的独特价值和贡献得到了全球的认可。艾灸，作为华夏医学宝库中的璀璨明珠，承载着千年的智慧与积淀，穿越历史的长河，至今仍熠熠生辉。它作为一项传统的中医疗法，已逐渐被越来越多的患者所接受，以其简便、高效、低副作用的特点，在辅助治疗和康复护理中扮演着重要角色。随着艾灸技术的发展，其理论和实践不断丰富和完善，灸疗器具和方法也不断创新，为了使艾灸技术发挥更大的效用，我们通过多方面的循证论证指导，提供了一本全面、实用的艾灸操作指南。

《艾灸实用手册》一书涵盖了灸疗的起源和发展、灸疗的器具和灸量选择，艾灸的作用，灸的宜忌与注意事项，灸疗的方法、时节以及灸后的调护，十四经常用灸疗穴位，常见疾病的艾灸疗法等内容，共四章三十五节。本书以灸疗的基本理论、经络学为基础，参考了全息理论、八纲辨证相关文献，以临床常见疾病导入，从灸疗器具、方法、穴位、经络以及灸量选择等方面进行指导，以提高灸疗的疗效，降低并发症的发生，提升患者的治疗依从性。手册中配以丰富的图示和案例分析，帮助医护人员快速掌握艾灸的正确操作方法，并能根据不同患者的具体情况，灵活运用艾灸进行个性化治疗。

本书实用性强，可成为艾灸爱好者及医务人员不可或缺的参考书籍，让艾灸技术这一传统疗法在现代护理实践中焕发新的活力，激发社会各界对传统医学的深入了解与尊重，共同推动中医药文化的传承与创新。

目录

第三章　常见的灸疗器具

第四章 常见病的艾灸疗法

参考文献

第一章　总论

第一节　灸疗的起源和发展

艾灸历史悠久。如今，艾灸的效用被大家广泛接受。人们在艾灸的同时，也喜欢追根溯源。

数千年来，历代医家和劳动人民在与疾病斗争的过程中，积累了大量利用艾灸调理疾病的临床经验，使艾灸逐步形成了系统理论。由于艾灸成本低廉，操作方便，适应证广，且效用显著，既可艾灸病症，又能强身健体，所以艾灸一直深受广大人民群众的喜爱。

艾灸具体起源于何时已无证可考，但因其用火，所以可追溯到人类掌握和利用火的旧石器时代。距今2万年左右的"山顶洞人"，已经发现在烤制食物的过程中，火会溅到身体上，而溅到身体痛处后疼痛会明显减轻，于是人们就用以火烤痛处的方法来减轻痛苦。远古的先民采用以火烧灼身体固定部位的方法来治疗疾病，艾灸从此也就产生了。而后经过不断实践，人们最终选用了既易点燃又有药理作用的艾草作为艾灸的主要材料，并将这种方法称为艾灸。

关于艾灸的记载可以追溯到殷商时代。在出土的殷商甲骨文中，有这样一个字：形象为一个人躺在床上，腹部安放着一撮草，很像用艾灸治病的示意。另外，长沙马王堆出土的《五十二病方》也记载了许多艾灸，其中有"以艾裹，以艾灸癫者中颠，令烂而已"的说法。同一时期，《黄帝内经·灵枢》官能篇中亦有"针所不为，灸之所宜"的记载。艾灸主要用艾绒，《孟子·离娄》篇中说："七年之病，求三年之艾，苟为不蓄，终身不得。"由此可见，在春秋战国时代，艾灸已初具形态了。

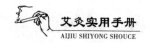

伴随着中医的发展，艾灸也在不断完善。汉代张仲景的《伤寒论》，主要讲述六经辨证和其对应的方药汤剂，但对许多病症都有"可火""不可火""不可以火攻之"的记载，说明灸疗已有了适应证与禁忌证。在治疗少阴病方面，仲景十分重视灸治，如《伤寒论》说"少阴病，吐利……脉不至者，灸少阴七壮"等。《汉书·艺文志》中将我国古代治病方法归纳为"箴、石、汤、火"，说明火灼是古代治病四法之一。灸法在古代曾是给帝王、诸侯将相治病诸法之上乘。

三国时期，曹操之子魏东平王曹翕著《曹氏灸方》七卷，此书是继先秦《足臂十一脉灸经》《阴阳十一脉灸经》之后的又一灸法专著。它较《足臂十一脉灸经》等书所载灸法孔穴增多，并具体记载了灸法禁忌的原因，显示了秦汉三国以来灸法的进步。

西晋皇甫谧编撰的《针灸甲乙经》是我国现存最早的针灸学专著，书中对艾灸专门化、系统化的论述，对针灸学的发展起了重要的推动作用。晋代葛洪著《肘后备急方》，对霍乱吐利以及急救等亦注重灸疗，强调了艾灸对传染病及急救的作用。

到了唐代，孙思邈提出采用艾灸预防传染病，以艾灸治疗某些热性病的理论，并开创了艾灸器具运用的先河；撰集《备急千金要方》《千金翼方》，提倡针刺、艾灸并用，特别是他见真胆雄，注重灸量，施灸的壮数多至几百壮。在他的书中就有关于艾灸和药物结合运用于临床的记载，如隔蒜灸、豆豉灸、黄蜡灸、隔盐灸、黄土灸等。此时灸疗的方法已多样化，并有专门的处方。如崔知悌的《骨蒸病灸方》是专门介绍灸疗治痨病的，而《新集备急灸经》则是灸疗治急症的专论等。同时，在唐代已有了"灸师"这一专门职业，这些都说明在盛唐时期，我国灸疗学已正式发展成为一门独立的学科，并有了专业的艾灸师。

宋元时期艾灸备受重视，国家医疗机构——太医局设针灸专科。北宋灸学著作《铜人俞穴针灸图经》详细地叙述了经络、腧穴等内容；王惟一制造了两具我国最早进行针灸研究的人体模型——铜人，这些对经穴的统一、针灸学的发展起到了很大的促进作用。宋代的医学书籍中还有"天灸"或"自灸"的记载，这是一种不同于温热刺激的另类施灸方法。宋代的《太平圣惠方》《普济本事方》，以及《圣济总录》等医方书中更收集了大量的灸疗内容。此时，人们还发明了利用毛茛叶、芥子泥、墨旱莲、斑蝥等有刺激性的药物贴敷穴位，使之发疱，进行天灸。

艾灸发展到元代并没有停滞，《明堂灸》《备急灸法》为灸学发展做出了巨大的贡献。

明代是灸疗的全盛时期，人们开始使用艾条、温热灸、桑枝灸、神针火灸、灯火灸、阳燧灸等。后人将艾条温热灸的艾绒中加进药物，发展成为雷火神针、太乙神针。此外，明代还有灯火灸的记载，是用灯草蘸油点火在患者皮肤上直接烧灼的一种灸法；还有利用铜镜集聚日光，作为施灸热源的"阳燧灸"。明代医学家李时珍在《本草纲目》中曾有35处提到艾和艾灸的用途及灸法，这说明艾灸在当时已经得到广泛的应用。《医学入门》中提及"药之不及，针之不到，必须灸之"，临床实践证明，灸效不亚于针效。书中还记载了灸疗的补法和泻法的适应证。

明末清初，乱世纷纷，历朝名医编撰之典籍多数惨遭流落，针灸亦只在民间流传，至此艾灸的发展进程遭受重大打击。时至清末，由于西方文化的流入，艾灸法陷入停滞发展时期，但由于其简便安全，疗效卓著，因而得以在缺医少药的民间流传下来。清代吴亦鼎的专著《神灸经纶》是我国历史上又一部灸疗学专著。明清时期，灸法已经成熟，我们现在用的所有灸法，如直接灸、间接灸（隔物灸）、灸器灸、雷火神针、太乙神针等，在当时基本都已出现，且有明确记载。吴谦等人撰写的《医宗金鉴·刺灸心法要诀》用歌诀的形式表达刺灸的各种内容，便于初学和记诵。

新中国成立后，针灸在医疗、科研、教学等方面都得到了很大发展，各级中医院开设了针灸科，综合医院以及卫生院也开展了针灸医疗，全国各省市均先后建立了一批针灸研究机构，一部分中医学院还专设了针灸系。1984年，国务院正式批准筹建北京针灸学院。

近年来，国内外出现了"中医热""针灸热"，艾灸也随之复兴，并取得了长足的进步，出现了"燎灸""火柴灸""硫黄灸"等新灸法，发明了电热仪等各种现代艾灸仪器。同时，艾灸在对休克、心绞痛、慢性支气管炎、支气管哮喘、骨髓炎、硬皮病、白癜风等疑难病症的防治中取得了较好的效果。艾灸还开始涉及减肥，美容等领域，备受医学界的瞩目。

艾灸作为我国医学的重要组成部分，自古以来也一直对世界医学有着深

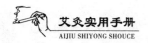

远影响，针灸先后传入了朝鲜和日本，后又传入亚洲其他国家和欧洲。迄今为止，全世界已有100多个国家和地区将我国的艾灸作为解除患者病痛的调理方法之一。作为我国的医学瑰宝，艾灸也应走入寻常百姓家，为解除人们的病痛，造福于民尽一份力。

第二节　灸疗的材料和灸量

一、以艾叶为主的材料

　　艾叶灸必用艾。所以艾叶是施灸的主要材料。艾叶属菊科植物，为多年生草本。全国各地均普遍野生，尤以湖北蕲州产者为佳，叶厚、绒多，称蕲艾。但因疾病的不同，常在艾叶中掺些药物再施灸。古代医家施灸材料多种多样。目前临床应用的施灸材料，主要是将艾绒做成大小不等的艾炷，有时可与药物掺和制成艾条。其他火热灸法还有用硫黄、黄蜡、烟草、灯心草、桑枝、桃枝等作为灸疗材料。非火热灸法尚有用毛茛叶、吴茱萸、斑蝥、白芥子、甘遂等作为灸疗材料。

二、艾叶的药性及作用

　　（一）艾叶的药性

　　气味芳香，味苦，性辛温，入脾、肝、肾经。

　　（二）艾叶的作用

　　古谓艾叶能通经络，治百病，闻之可清心醒脑。据古文献记载，艾叶的作用非常广泛，如《本草从新》云："艾叶苦辛，性温、熟热、纯阳之性，能回垂绝之阳，通十二经，走三阴，理气血，逐寒湿，暖子宫……以之灸火，能透诸经而治百病。"又《神灸经论》云："夫灸取于人，火性热而至速，体柔而刚用，能消阴翳，走而不守，善入脏腑，取艾之辛香作炷，能通十二经，走三阴，理气血，治百病，效如反掌。"说明取艾叶作施灸材料，有通经活络、祛除阴寒、回阳救逆等作用。艾既有易点燃的特点，火力温而不烈，烟气香而宜人，且又有治病引经的功效主治，所以艾叶是灸疗用的理想材料，故前人有"灸必用艾"之说。

三、艾叶的选择

用时以选择存放陈久的优质艾绒为佳。其艾绒燃烧时火力温和耐燃，不易散裂，使热力能穿透皮肤，直达深部。而劣质艾绒，一是新艾绒含油质多；二是混有杂质、粗糙成块；三是生硬潮湿、黑褐色者，若误取用之，既增加了患者灼痛难忍之感，又影响治疗效果。

明代药物学家李时珍在《本草纲目》里说："凡用艾叶，须用陈久者，治令软细，谓之熟艾；若生艾灸火，则易伤人肌脉"。因此，必须用陈久的艾叶，而且越陈越好。古云"七年之病，必求三年之艾"，确有其理。因新艾含挥发油多，燃之不易熄灭，令人灼痛；陈艾则易燃易灭，可以减少灼痛之苦。

四、艾绒的保存

艾绒以陈久者为佳，故有"求三年之艾"之说。所以艾绒制成后，要存放一定时间方能应用。但由于艾绒易吸水，容易受潮、虫蛀霉变。因此，应将制成的艾绒晾晒后放在干燥密闭的容器内，置干燥处储藏。

五、其他材料

1.灯心草、桑枝、桃枝、竹茹、麻叶、硫黄、黄蜡等容易点燃生热，可任选一味用作灸料或制炷施灸。

2.生姜片、蒜片、附子片、食盐等可单独或制成复方药饼，作为隔物施灸中的隔垫物。

3.毛茛、墨旱莲、白芥子、斑蝥等直接贴敷皮肤可以发疱，也可用作天灸中的灸料。其他尚有麝香、木香、豆豉、葱白、吴茱萸、胡椒等亦可作灸料。

4.香硫饼、阳燧锭、救苦丹等，系用多种药物共研细末，与硫黄熔化在一起制成药锭或用絮棉纸制成药捻亦可作为灸料。

六、艾绒的制作

蕲艾，功力最大，为灸之无上妙品。每年3～5月，采集新鲜肥厚的艾叶，

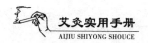

放置阳光下暴晒干燥，然后进行研压，筛去灰尘、粗梗及杂质，反复多次，即成柔软如棉的艾绒。艾绒依加工程度不同，分粗细等级，直接灸用细艾绒，间接灸用粗艾绒。《中国针灸学》云："于5月中旬采其艾而晒之，充分干燥，于石臼中反复筛捣，去其粗杂、尘屑，存其灰白色之纤维如棉花者用之，称为艾绒，亦称熟绒。"艾绒愈陈愈佳。因艾叶中含有一种黄绿色挥发性油，新制艾绒，其油质尚存，灸时因火力强而经燃，患者较为痛苦；若久经日晒，油质已经挥发，艾质更为柔软，灸之则火力柔和，不仅痛苦较少，而反有快感，精神亦为之振奋。

艾绒的粗细好坏，与施灸关系极大，务必考究。特别是直接灸，必须用极细之艾绒，最好买成品久贮之，密藏之。因艾绒最易受潮，用时晒干，以便点燃。艾绒的比例（出绒率）是评判其细腻程度、品质高低的重要指标。比例越高，艾绒越细腻，燃烧时烟越轻和，火力越温和，穿透力越好，不伤经络，燃烧时艾灰不容易掉落。我国目前的提绒最高比例是35∶1，但30∶1就算极品了。好的艾呈土黄色，气味芳香且清淡，摸起来柔软细腻，且容易抱团。

艾条一般选用15∶1的艾条。选择时应注意其端口紧实细腻，密实度好，即使把包装纸撕掉，也不会完全散掉。好的艾条，其绒细腻蓬松，燃烧速度较快，燃烧时烟是淡白色，火力柔和不烈，渗透力强；燃烧后的灰烬是灰白色，摸起来细腻柔滑，不容易散落。

七、施灸的用量

灸量是指艾灸对肌体刺激的程度、水平等。它是艾灸所致的刺激强度和刺激时间的乘积，取决于艾灸的方式，艾炷的大小、壮数的多少，艾灸时或艾灸后刺激效应的时间等因素。艾灸的恰当、适宜的次数和强度，有助于提高疗效，防止不良反应的发生。

《医宗金鉴》言："皮不痛者毒浅，灸至知痛为止；皮痛者毒深，灸至不知痛为度。"这是指要根据病情决定艾灸的灸量，病情轻浅的要少灸、轻灸，病情深重的要多灸、重灸。

《医学入门》云："针灸穴治大同，但头面诸阳之会，胸膈二火之地，不宜多灸，背腹阴虚有火者，亦不宜多灸，惟四肢穴位最妙，凡上体及当骨处，针入浅而灸宜少，几下体及肉浓处，针可入深，灸多无害。"指的是要根据身体的不同部位施加不同强度的艾灸。

上面的话是说：头面是诸阳汇聚之处，胸膈是君火、相火之地，不宜再施加过多的火气；腹背阴虚有热者也不能多灸。在人一身当中，四肢穴位比较适合艾灸。上肢和骨关节应该浅刺少艾灸，下肢和肌肉丰厚处却可以深刺重灸。

还应该考虑天时、地理、气候等因素的影响来定灸量，如冬天艾灸量宜大，才能祛寒通痹，助阳回厥；夏季宜少艾灸或轻灸，才不会造成上火伤阴。北方风寒凛冽，灸量宜大；南方气候温暖，灸量宜小。

不同的年龄、体质和性别，其阴阳气血的盛衰及对灸的耐受性也是不同的。老年或体弱者使用保健艾灸，灸量宜小，但须坚持日久；而壮年者应随年龄由小至大递增艾条的壮数。

至于艾灸的程度，艾灸后应以自觉温热舒畅，直达深部，经久不消，停止艾灸多时，尚有余温，才算到家。《医宗金鉴》认为"凡灸诸病，必火足气到，始能求愈"。然头与四肢皮肉浅薄，若并灸之，恐肌骨气血难堪，必分日灸之，或隔日灸之，其艾炷宜小，壮数宜少。

"有病必当灸巨阙、鸠尾二穴者，必不可过三五壮。背腰下皮肉深厚，艾炷宜大，壮数宜多。使火气到，始能去痼冷之疾也"。因此，不管灸治哪个穴位，都要"足量"，热力要能够深入体内，直达病所。为了防止艾灸时出现的痛苦，可以隔日灸，还应视病情的深浅轻重、穴位的位置来决定艾条的大小。

《备急千金要方·针灸上》载："黄帝曰：灸不三分，是谓徒冤。炷务大也，小弱炷乃小作之，以意商量。"虽然古人施灸，主张用大炷多壮法，但是孙思邈却郑重地提出小弱者必须权变。《医宗金鉴·刺灸心法要诀》载："凡灸诸病，必火足气到，始能求愈，然头与四肢皮肉浅薄，若并灸之，恐肌骨气血难堪，必分日灸之，或隔日灸之，其炷宜小，壮数宜少。有病必当灸巨阙、鸠尾者，必不可过三壮，艾炷如小麦，恐火气伤心也。背腰下皮肉深厚，艾炷宜大，壮数宜多，使火气到，始能去痼冷之疾也"。根据这些原则，凡少壮男子，新病体实者宜大炷多壮；妇孺老人，久病体弱者宜小炷少壮；头面四肢胸背皮薄肌少，灸炷均不宜大而多，腰腹皮厚肉深，不妨大炷

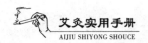

多壮。若治风寒湿痹，上实下虚之疾，欲温通经络，祛散外邪，或引导气血下行时，不过三、五、七壮已足，炷亦不宜过大。但对沉寒结冷，元气将脱等证，需振扶阳气，温散寒结时，则须大炷多壮，尤其在救急之时，甚至不计壮数，须至阳回脉起为止。

日本针灸学家本间祥在他所著的《经络治疗讲话》里说：如能用最小的治疗量（刺激量）而能收获最大的效果，乃最理想之事，也是医生最艰苦最费心之事，因此，用的艾炷与壮数不一。艾炷之大小，由拇指头大灸起，而豆大、黄豆大、小豆大、半米粒大，至艾丝为止。其壮数则由数百壮而年壮（年龄几岁灸几壮）、10壮、5壮、3壮为止。依据是以知觉感受敏钝，老幼、男女、胖瘦、体力劳动与脑力劳动、城市人和农村人、营养程度、治疗经验有无、慢性病与急性病、麻痹和亢进、寒与热、炎症性疾患等区别使用艾炷之大小。

第三节　艾灸的作用

一、局部刺激作用

温热刺激，使局部皮肤毛细血管扩张、充血，改善血液循环和淋巴循环，缓解和消除肌肉痉挛，使局部皮肤组织的代谢能力提升，促进炎症、粘连、渗出、出血等病理产物的吸收；也可引起大脑皮层抑制的扩散性物质，减少兴奋性神经系统，发挥镇静、镇痛作用；同时，热疗能促进药物的吸收。

二、经络调节作用

经络学说是中医学的重要内容，也是灸疗的理论基础。这种相互协调的关系，主要是靠经络的调节作用实现的。现代研究表明经络腧穴具有三大特点：

（一）经络腧穴对药物具有外敏性。即用同样艾灸方法选择一定的腧穴与一般的体表点，其作用是明显不同的。

（二）经络腧穴对药物作用的放大性。经络并不是一个简单的体表循行路线，而是多层次、多功效主治、多形态的调控系统。在穴位上施灸时，可影响多层次的生理功效主治，在这种循环感应过程中，它们之间产生相互激发、相互协同、作用叠加的结果，导致了生理上的放大效应。

（三）经络腧穴对药物的储存性。腧穴具有储存药物的作用，药物的理化作用较长时间停留在腧穴或释放到全身，产生整体调节作用，使疾病得以治愈。

三、调节免疫功效主治的作用

许多实验都证实灸疗具有增强免疫功效主治的作用。灸疗的许多治疗作用也是通过调节人体免疫功效主治实现的，这种作用具有双向调节的特性，即低者可以使之升高，高者可以使之降低，并且在病理状态下，这种调节作用更明显。

四、药物本身的药理作用

灸疗的用药情况，虽比不得内治法丰富，但从各种隔物灸及太乙、雷火针灸在临床应用的情况看也可窥灸疗辨证论治之一斑。特别值得一提的是，灸疗的主要原料艾的功效主治。清代吴仪洛在《本草从新》中所言："艾叶苦辛，生温熟热，纯阳之性，能回垂绝之亡阳，通十二经，走三阴，理气血，逐寒湿，暖子宫，止诸血，温中开郁，调经安胎……以之灸火，能透诸经而除百病"。可以毫不夸张地说，离开了艾，灸疗学就不存在了。

五、综合作用

灸疗作用于人体主要表现的是一种综合作用，是各种因素相互影响、相互补充、共同发挥的整体治疗作用。

首先，灸疗的治疗方式是综合的。如冬病夏治，以白芥子等药物贴敷膻中、肺俞、膏肓治疗哮喘的化脓灸，以及以隔附子饼灸肾俞等穴的抗衰老等，其方式即包括了局部刺激（局部化脓灸、隔物灸）、经络腧穴（特定选穴）、药物诸因素，他们相互之间是有机联系的，并不是单一孤立的，缺其一即会失去原来的治疗作用。

其二，治疗的作用是综合的。灸疗热会刺激局部气血的调整，艾火刺激配合药物，必然增加了药物的功效，芳香药物在温热环境中特别易于吸收，艾灸施于穴位，则首先刺激了穴位本身激发了经气，调动了经脉的功效主治

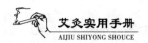

使之更好地发挥行气血和调整阴阳的整体作用。

其三，人体反应性与治疗作用是综合的。治疗手段（灸疗）——外因只能通过内因（人体反应性）起作用，研究人员发现，相同的灸疗对患相同疾病的患者，因其感传不一样，疗效也不尽相同，究其原因，就是人体的反应性各有差异。在中医整体观念和辨证论治思想指导下，针对以上诸多因素，临证进行合理选择，灵活运用，方能发挥灸疗最大的效能。

（杨燕妮）

第四节　艾灸的宜忌与注意事项

一、艾灸的适应证

李梴《医学入门》言："寒热虚实，均可灸之。"可见灸疗的适应证与针刺、药物一样是，十分广泛，内、外、妇、儿各科急、慢性疾病，不论寒热、虚实、表里、阴阳都有艾灸疗法的适应证。灸疗总体原则是阴、里、虚、寒证多灸；阳、表、实、热证少灸。但有些实热证、急性病，如疗痈疮毒、虚脱、厥逆等，也可选用灸法。凡属慢性久病，阳气衰弱，风寒湿痹，麻木萎软，疮疡瘰疬久不收口，则非灸不为功。灸法亦可用于回阳救逆、固脱，如腹泻、脉伏、指冷、晕厥、休克可急灸之，令脉起温。归纳起来，艾灸的功效主治及适应证有以下几个方面。

（一）温经散寒，活血，通痹止痛。用于治疗寒凝血滞、经络痹阻引起的各种病症，如风寒湿痹、痛经、经闭、寒疝腹痛等。

（二）疏风解表，温中散寒。用于治疗外感风寒表证及中焦虚寒呕吐、腹痛、泄泻等。

（三）温阳补虚，回阳固脱。用于治疗脾肾阳虚，元气暴脱之证，如久泄、久痢、遗尿、遗精、阳痿、早泄、虚脱、休克等。

（四）补中益气，升阳举陷。用于治疗气虚下陷、脏器下垂之证，如胃下垂、肾下垂、子宫脱垂、脱肛等。

（五）消瘀散结，拔毒泄热。用于治疗外科疮疡初起，以及瘰疬等。针对疮疡溃久不愈，有促进愈合、生肌长肉的作用。

（六）降逆下气。用于治疗气逆上冲的病症，如脚气冲心、肝阳上升之证可灸涌泉治之。

（七）防病保健。灸疗用于防病保健有着悠久的历史。《千金要方·针灸上》云："常三两处灸之，勿令疮暂瘥，疬温疟毒气不能着人也。"《扁鹊心书·须识扶阳》言："人于无病时，常灸关元、气海、命关、中脘，虽未得长生，亦可保百余年寿矣。"先辈们早年已开始重视灸在防病保健方面的作用。

二、艾灸的禁忌

古代文献记载灸法禁忌颇多，如日月、时辰、食物、气候、临时情况等均有禁忌。

（一）施灸的禁忌部位

凡颜面部不用直接灸法，以防形成瘢痕，影响美观。《肘后备急方》也主张面部勿烧伤："口僻者，灸口吻，口横纹间，觉火热便去艾，即愈，勿尽艾，尽艾则太过。"关节活动处不宜用瘢痕灸，以防化脓、溃烂，不宜愈合。此外，颈部及大血管走行的体表区域、黏膜附近、心脏部位、静脉血管、肌腱潜在部位，妊娠妇女的腰骶部、下腹部以及乳头，阴部、睾丸等处均不宜施灸。以上不过略举大概，如用变通办法，用艾卷灸、间接灸等，则有些部位可温灸。如遇急病、危症，应灵活机动，酌情施行，不可拘泥。

《针灸大成》载禁忌的穴位就有 45 个，《医宗金鉴》记载的禁忌穴位有 47 个，《针灸集成》载有禁忌穴位 49 个之多。从现代知识来看，有些是不需要禁忌的，在某些原来禁灸的穴位上施灸，反而有切实的效果。如鸠尾治癫痫，隐白治血崩，心俞治夜梦遗精，少商治鼻衄，犊鼻治关节炎等。但有些禁忌是有道理的，如哑门、睛明、攒竹、人迎等穴不宜灸。

（二）禁灸病症

灸疗主要借温热刺激来治疗疾病。因此，凡属实热证或阴虚发热、邪热内炽等证，如高热、高血压危象、肺结核晚期、大量咯血、呕吐、严重贫血、急性传染性疾病、皮肤痈疽疔疖并有发热者，均不宜使用艾灸疗法。或极度衰竭，形瘦骨立，呈恶病质之垂危状态，自身已无调节能力者，亦不宜施灸。器质性心脏病伴心功效主治不全，精神分裂症，孕妇的腹部、腰骶部，均不宜施灸。

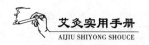

（三）禁忌人群

一般空腹、过劳、过饱、过饥、醉酒、大渴、大惊、大恐、大怒、精神异常者、感觉迟钝、极度疲劳和对灸法恐惧者，应慎用艾灸。不宜在风雨雷电、奇寒盛暑、大汗淋漓、妇女经期之际施灸（治大出血例外）。

三、艾灸的注意事项

艾灸疗法虽易于掌握，但在临床具体应用时，如不加以注意，就有发生事故的可能，故在施灸时必须注意以下几点。

（一）灸法与消毒

在施灸时，无论采用哪种灸法，都必须防止艾炷滚翻，艾火脱落，以免引起烧伤。对于局部感觉迟钝或知觉消失的患者，应防止过热烫伤；防止烧伤后起疱化脓，遗留瘢痕，尤其在颜面部施灸时应特别注意。施灸后皮肤处出现红晕是正常现象。若艾火热力过强，施灸过重，皮肤发生水疱时应予以适当处理。如水疱不大，只要注意不被擦破，几日后即可吸收而愈；水疱较大者，可用无菌注射器针头沿水疱的最低位穿刺，放出水液，外用无菌敷料保护，数日内即可痊愈。在皮肤上施灸，一般对消毒要求不太严格，不过直接灸时，应用75%乙醇棉球消毒，擦拭干净，面积要大些，防止灸后皮肤破溃，继发感染。至于灸的原料，则不需要消毒，只需将艾绒晒干即可。

（二）晕灸的防治

晕灸者虽罕见，但也会发生。发生晕灸时和晕针一样，会出现突然头晕、眼花、恶心、颜面苍白、脉细手冷、血压降低、心慌出汗，甚至晕倒等症状。多系初次施灸、空腹疲劳、恐惧、体弱、姿势不当、艾炷过大、刺激过重所致。一经发现，要立即停灸，平卧，急灸足三里3～5壮可解，一般无危险。但应注意施灸的禁忌，做好预防工作，在施灸中不断留心观察，争取早发现、早处理，防止晕灸。

（三）要耐心长期施灸，勿急于求成

使用灸法要有耐心。"灸"从"久"，必须长期坚持下去；艾炷宜小些，宁可多灸几次，以免苦楚不堪，使人畏惧，而不愿意接受灸法。必须耐心长期灸下去才能收效。

（四）施灸的时间

上午、下午均可，一般阴晴天也不须避忌。失眠症可在睡前施灸。出血性疾病，随时灸之。止血后还应继续施灸一段时间，以免复发。或依病情，何时发病就在何时施灸，或按子午流注每日十二时辰配合脏腑腧穴施灸。

（五）施灸不良反应

一般无严重不良反应。但由于体质和病状不同，开始施灸可能引起发热、疲倦、口干、全身不适等反应，一般不需顾虑，继续施灸即能消失。必要时可以延长间隔时间。如发生口渴、便秘、尿黄等症状，可服中药加味增液汤。处方：生地黄、麦冬、玄参、肉苁蓉各15g，水煎服。

（六）关于灸后注意问题

凡非化脓性灸，可以正常洗澡。如有灸疮，擦澡时则应小心疮面，不要过久浸泡，当心洗脱灸痂。注意食物忌生冷、辛辣之物，以减少返病现象。

（七）施灸配穴的原则

凡灸上部以后，多在下部配穴灸之，以引热力下行。凡是全身性和内脏疾患，或做健身灸，都是双侧取穴。局部病变或一侧肢体的病变，只取一侧的穴位。凡初次施灸，必须注意掌握刺激量，一般原则是：其壮数先少后多，其艾炷先小后大，逐渐增加，不可突然大剂量施灸。

（八）施灸穴位的选择

杨继洲说："故三百六十五络，所以言其烦也，而非要也；十二经穴，所以言其法也，而非会也。总而言之，则人身之气有阴阳，而阴阳之运有经络，循其经而按之，则气有连属，而穴无不正，疾无不除……故不得其要，虽取穴之多，亦无以济人；苟得其要，则虽会通之简，亦足以成功，惟在善灸者加之意焉耳。"可见选用经穴在于精要、准确，而不在杂乱过多。所以，取穴要准，用穴要精，操作要巧，配穴要妙。近代针灸学家承淡安主张："取穴中肯，精简疏针，灸穴勿多，热足气匀。"也就是说取穴必须准确，用针要精简，灸穴勿太多，热力应充足，切勿乱刺暴戾使人难耐，这是很有道理的。一般来说，每次施灸多以2～3穴为好；如根据症状所需穴位较多，可分期分批轮流选用。

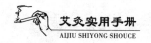

第五节　灸法

《备急千金要方·针灸上》言："凡灸当先阳后阴，言从头向左而渐下，次后从头向右而渐下，先上后下。"《西方子明堂灸经》云："先灸上，后灸下，先灸少，后灸多，宜慎之。"这就是说施灸的顺序。总体原则为"先上后下，先少后多"。如果上、下、前、后都有配穴，应先灸阳经，后灸阴经；先上后下也就是先背部，后胸腹，先头身，后四肢，依次进行。取其从阳引阴而无亢盛之弊，所以不可颠倒乱灸。如果不讲次序，后灸头面，往往有面热、咽干、口燥等后遗症或不舒适的感觉。即便无此反应，也应当从上往下灸，循序不乱，可避免患者反复改变姿势。先少后多目的是使艾炷的火力由弱渐强，以便患者易于耐受。需灸多壮者，必须由少逐次增加，或者分次灸之。需用大炷者，可先用小艾炷灸起，每壮递增之，或者用小炷多壮法代替之。

一、艾条灸

将艾（或药艾条）一端点燃，对准欲灸穴位或部位的艾灸方法，即为艾条灸。根据施灸过程中的手法不同，又分为艾条温和灸、雀啄灸、回旋灸、雷火神针灸、太乙神针灸等。

（一）温和灸

将艾条的一端点燃，靠近施灸穴位的皮肤 2cm 左右，受灸者感到温热舒适时，可固定不移，直至皮肤出现红晕，时间 10～15 分钟。为了保持艾条与皮肤的距离固定不移，防止烫伤，减轻施术者的疲劳，施术者可用拇指、食指、中指持艾卷，手掌放于施灸穴位附近的皮肤上，作为支撑点，每次可灸 3～5 次。

（二）雀啄灸

将艾条的一端点燃，对准施灸的穴位或部位，类似小鸟啄食一样，以一起一落时近时远的方式进行施灸。每次起落艾条与皮肤之间的距离为

2～5cm，时间一般为5～10分钟，以皮肤红晕为度，每次灸1～3穴。雀啄灸热力较温和灸猛烈得多，为艾条灸之泻法，所以常用于各种实证的治疗。

（三）回旋灸

回旋灸又称为熨热灸，将艾条一端点燃，在施灸的穴位或患处，艾条与皮肤之间距离为2～3cm，平行往复（类似熨衣服）进行回旋施灸，时间为20～30分钟。回旋灸也为艾条灸之泻法，所以也常用于各种实证的治疗。由于灸治的范围大，所以还常用于较大面积的风湿痛、软组织损伤、皮肤病等。

（四）雷火神针灸

在所灸的穴位上，覆盖几层棉纸或5～7层棉布，然后点燃艾条的一端，紧按在穴位上，稍留1～2秒即可；另一种方法是将艾条点燃后，用7层棉布包裹已燃的艾条再紧按在穴位上。上述两种方法均可在所要施灸的穴位上灸按5～10次，如果受灸者感到灼烫，可将艾条略提起，等热减后再重复灸。若艾火熄灭或冷却，可重新点燃再灸。

雷火神针灸药物配方有以下几种。

1.《本草纲目》方：艾绒50g、乳香3g、没药3g、麝香1.5g、硫黄3g、雄黄3g、川乌3g、草乌3g、桃树皮3g。

2.《针灸大成》方：艾绒60g、乳香9g、羌活9g、甲片9g、沉香9g、木香9g、茵陈9g、干姜9g、麝香少许。

3.《种福堂公选良方》方：艾绒若干、乳香9g、没药9g、麝香3g、木香3g、大茴香3g、白芷3g、肉桂3g、附子3g、羌活3g、独活3g、川乌3g、茯苓3g、猪苓3g、泽泻3g、甲片3g、苍耳子9g。

（五）太乙神针灸

太乙神针灸是从雷火神针灸的基础上发展起来的，具体操作方法为：将两支太乙针同时点燃，一支备用，一支用10层面纸包裹，紧按选定的施灸穴位。如受灸者感觉太烫，可将艾条略提起，等热减再灸，如此反复施行。如火熄、冷却，可改用备用的药艾条同法施灸。另一支重新点燃灸之。如此反复施灸，每穴按灸10次左右。

太乙神针灸药物配方有以下几种。

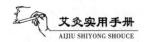
1.《太乙神针》中：艾绒90g，乳香、没药、丁香、松香、麝香、雄黄、甲片、桂枝、杜仲、枳壳、皂角刺、细辛、川芎、独活各3g，硫黄6g。

2.《针灸逢源》中：艾绒60g，乳香、没药、硫黄、雄黄、甲片、草乌、川乌、桃树皮各3g，麝香0.9g。

3.《太乙神针集解》中：艾绒30g，乳香、没药、松香、丁香、麝香、雄黄、甲片、桂枝、杜仲、枳壳、皂角刺、细辛、川芎、独活、白芷、全蝎各3g，硫黄6g。

二、艾炷灸

将艾绒捏紧成规格大小适宜的圆锥形艾炷，然后点燃施灸，称为艾炷灸。每燃烧一个艾炷，称为一壮。施灸的方法分直接灸、间接灸、温针灸和温灸器灸。

（一）直接灸

直接灸是将艾炷直接放在穴位所在的皮肤上施灸。若施灸时需将皮肤烧伤化脓，愈后留有瘢痕者，称为瘢痕灸；若不使皮肤烧伤化脓，不留瘢痕者，称为无瘢痕灸。

1.瘢痕灸。又称化脓灸，先将施灸部位涂上少量凡士林或大蒜汁，上置艾炷，用线香点燃，待艾炷燃尽，除去灰烬，复加艾炷再灸，一般灸5～10壮，灸时疼痛剧烈。术者可用手在灸部轻轻拍打，以缓解疼痛。灸后起水疱，化脓并留有瘢痕，故名为化脓灸、瘢痕灸。瘢痕灸主要对一些慢性疾病疗效比较显著，如哮喘、肺痨、瘰疬、胃脘痛、癫痫、阳痿、脉管炎、痹证、月经不调、痛经等，还可预防高血压病、中风，进行强身保健等。

瘢痕灸操作比较简便，稍加训练也能掌握。为了减轻灼痛，提高疗效，特提出以下几点注意事项：

（1）施灸以食后1小时为宜。

（2）瘢痕灸操作时间较长，每灸1壮3～5分钟，如灸7壮约30分钟。故施灸时应注意：①术者要集中精力操作，并用漫谈方式，分散受灸者注意力，减轻施灸灼痛，灸完一穴，休息10分钟再灸第二穴。若施灸时发现受灸者出现恶心、头晕、面色苍白等晕灸症状时，应立即把艾火熄灭，停止施灸，嘱受灸者仰卧，头放低。若症状不减，再刺人中、少商、合谷、足三里

16

穴，或饮温茶。②配穴施灸，每次灸穴不必太多，一般每次灸2～5穴为宜。③受灸者若有轻微灼痛时，体位不能改变，手不能搔摸，以防艾炷脱落，烧灼皮肤或烧毁衣物。④施灸完毕后，用棉球将灸处擦拭干净，在灸穴皮肤上敷贴清水膏药，可每天换贴1次。数天后，灸穴皮肤逐渐出现无菌性化脓反应，如脓液多，膏药可每日更换2～4次，约经30天后，灸疮结痂脱落，局部留有瘢痕。在灸疮化脓时，须注意局部清洁，避免污染。

（3）清水膏药的组成、制法和用法。

①药物组成：香油500g，广丹120～180g。

②制法：将香油放入铁锅内，用火加热至油滴入水，水成珠，下沉至锅底为准，将油锅离火放广丹，搅匀则药成，再将此膏药用竹棒摊在油纸上，即为清水膏或叫灸疮膏。

③用法：灸后，用点燃的火柴把膏药烤熔、烤软，贴在灸疮上。

2.无瘢痕灸。又称艾炷非化脓灸。先将施灸穴位或部位涂上少量凡士林或大蒜汁，上置艾炷，用线香点燃，当艾炷燃至一半左右，患者感到灼热时取掉，更换艾炷再灸，一般灸3～7壮，以灸至局部皮肤红晕，且无明显灼伤为度，因以麦粒大的小艾炷施灸，也称麦粒灸。主要适用于各种虚证，如眩晕、脱肛、胃下垂、子宫脱垂等，也可用于不愿接受瘢痕灸的受灸者。艾炷非化脓灸，操作比较简单，稍加训练即可掌握。为了提高疗效，特提出以下几点：

（1）每次取穴不宜太多，一般3～7穴即可。

（2）对昏迷者、肌肉麻痹者及小儿应特别注意，以免烫伤皮肤。

（二）间接灸

间接灸又称隔物灸。根据不同的病、症，选用不同的间隔物。其方法是施灸时，艾炷不直接置于皮肤上，而是在皮肤与艾炷之间加上间隔物。根据所隔药物的不同，又分为多种灸法：中间以生姜作隔的，叫隔姜灸；中间以蒜作隔的，叫隔蒜灸；中间以盐作隔的，叫隔盐灸等。间接灸火力温和，同时具有艾灸和所加间隔物的双重作用。其机制主要看其中所添加的间隔物的性质而决定补泻功效，如隔姜灸、附子饼隔物灸可以加强其温阳补益的作用，多用于补虚助阳。

1.隔姜灸。根据不同的选穴，采取相应的舒适体位。将鲜姜切成

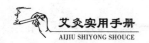

0.3～0.4cm厚的姜片，姜片上用针扎5～10个小孔，再将姜片放在选好的穴位或部位上，上面放置艾炷，用线香点燃，当患者感到灼烫时，将艾炷立即去掉，再换新艾炷继续灸之。每穴灸3～9壮，换艾炷不换姜片。生姜性温味辛，生用发散，熟用温中，具有温中散寒、祛风止痛之功效，故艾炷隔姜灸，适用于一切虚性、寒性病症，如呕吐、腹痛、痛经、腹泻、面瘫、风疹、不育、痹痛等。

艾炷隔姜灸的生姜应洗净，晾干，选择新鲜者切片，所切姜片不能太厚，也不能太薄，否则传热太慢或太快易烧伤皮肤。姜片务必用针扎上几个小孔，以助于艾炷的热气传到皮肤。患者感到灼热时，应立即将艾炷去掉，以免烧伤。

2.隔蒜灸。用新鲜大蒜（大瓣者为宜、独头蒜更佳）切片，所切蒜片厚为0.3～0.4cm，用针在蒜片上打5～10个小孔，将制好的蒜片放在选好的穴位或部位上，置上艾炷，用线香将艾炷点燃施灸。当患者感到局部灼烫时，立即将艾炷去掉，更换新的艾炷继续灸之，每穴灸3～9壮，换艾炷不换蒜片。大蒜有抗炎灭菌、清解毒邪的作用，故隔蒜灸有较强的消炎解毒之功效，常用于肺痨、瘰疬、乳痈、疔疖、带状疱疹、风疹等病症。

3.隔盐灸。患者采取仰卧位，将干燥纯净的食盐用铁锅炒热，取适量热盐（不可过热）放入神阙穴（即脐中），使之与脐平，其上置大号艾炷，再用线香点燃。待患者感到灼热时，将艾炷立即去掉，再换新艾炷继续灸之。一般灸3～9壮，换艾炷不换盐，1天灸1～2次。对于一些急症，可根据病情多灸，不拘壮数。近年来，国内针灸学者对传统隔盐灸之选穴和适应证等方面的研究均有所发展，选穴已从神阙穴发展到其他腧穴。盐性寒味咸，具有清心泻火、滋肾润燥之功，与艾炷灸同用又可温补元阳，健运脾胃，复苏固脱，所以临床多用于治疗虚寒证，如腹泻、子宫脱垂、脱肛、胃下垂、肾下垂、产后尿潴留、阳痿、不育、休克，以及中暑等。施灸过程中应注意食盐在火的作用下，可出现火爆现象，从而引起烫伤，故在行艾炷隔盐灸时，在盐上放置鲜姜片（姜片情况同隔姜灸）可避免烫伤皮肤。

4.隔附子饼灸。将中药附子研成细末，用酒将其做成硬币大小、厚0.3～0.4cm的附子饼，用针刺5～10个小孔，置于施灸的穴位或部位上，上放艾炷，用线香点燃，当局部皮肤感到灼热时，换艾炷再灸，以局部皮肤红润为度，每穴灸5～8壮。中药附子为大辛大热之品，具有回阳救逆、散寒止痛之功效。所以，隔附子饼灸多用于治疗寒证、虚证、痛证及阳气暴脱等病症，如老年人排尿不尽、小儿遗尿、阳痿、早泄、痛经、腹痛、胃痛、腹泻、休克、疮痈久不收口等。

5.隔胡椒饼灸。将胡椒研成细末，用酒调匀，做成硬币大小、0.3～0.4cm厚的胡椒饼，用针刺5～10个小孔，置于施灸的穴位或部位上，上置艾炷，用线香点燃。当患者局部有灼热感时，换艾炷再灸，以施灸部位皮肤红润为度，一般每穴灸5～8壮。胡椒性热味辛，有行气活血、温通经脉之效。艾炷隔胡椒饼灸主要用于治疗痛经、经闭、胃痛等经脉闭塞不通所致的病症。

（三）温灸器灸

以专门用于施灸的器具进行灸疗，称为温灸器灸。使用温灸器时，先将艾绒及药末放入温灸器内点燃，然后在施灸的穴位或部位上来回熨烫，至局部发红为止。本法具有温里散寒、扶正祛邪的功效，适应证广泛。温灸器灸种类较多，传统的有温筒灸、温盒灸、苇管器灸、温灸棒等。

三、热敏灸

人体穴位存在敏化态与静息态两种功效主治态，当人体发生疾病时，处在敏化状态的穴位对外界相关刺激呈现腧穴特异性的"小刺激大反应"。热敏灸是以经络理论为指导，采用艾条温和灸"热敏化穴"，激发经络，促进经气运行，使气至病所，从而提高临床疗效的一项全新的艾灸疗法。临床上常用于治疗类风湿性关节炎、骨性关节炎、颈椎病、腰椎间盘突出症、感冒、面瘫、面肌痉挛、三叉神经痛、胃动力障碍、肠易激综合征、男性性功效主治障碍、月经不调、痛经、盆腔炎、慢性支气管炎、哮喘、中风、过敏性鼻炎等病症。腧穴热敏化现象主要包括喜热、透热、扩热、传热、局部不热（或微热）远部热、表面不热（或微热）深部热、产生其他非热感觉等。

（一）喜热

腧穴在进行热敏化艾灸时，受灸者感觉非常舒适，往往能即时减轻受灸者症状。尽管这是受灸者的一种主观感觉，但这是艾灸适应证的一个重要标志。喜热现象出现概率为95%左右。

（二）透热

灸热从施灸点皮肤表面直接向深部组织穿透，甚至直达胸腹腔脏器。

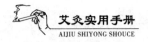

（三）扩热

灸热以施灸点为中心向周围扩散。

（四）传热

灸热从施灸点开始循经脉路线向远部传导，直至达病所。

（五）局部不热（或微热）远部热

施灸部位的皮肤不热（或微热），而远离施灸部位的病所处感觉甚热。

（六）表面不热（或微热）深部热

施灸部位的皮肤不热（或微热），而皮肤深部组织甚至胸腹腔脏器感觉甚热。

（七）产生其他非热感觉

施灸部位或远离施灸部位产生酸、胀、压、重、痛、麻、冷等非热感觉。

第六节　艾灸的时节

一、按时用灸

灸是火灼，是热，是阳。《黄帝内经》有谓："阳气者，若天与日，失其所，则折寿而不彰。"灸法就是回阳、助阳、补阳的最好方法。在艾灸养生中，按时用灸更优，从每个月来说，月初的八天最好。

二、艾灸与季节

春季，春时防风守四关。在中医范畴内，春季属风、主木，万物升发，特别是在冬寒未尽、春暖初萌之时，气候常常因冷热气团来回交织，时冷时热，很容易造成体温调节机制的紊乱、免疫功效主治的下降，以致诱发各种传染病，以及呼吸系统、消化系统、精神心理异常等疾病。因而春季养生保健，特别需要重视协调人与自然环境。人体内部各个脏器及气血阴阳之间的平衡，预防疾病的发生。此时，选择人体中的"四关"穴位进行艾灸，可以固守关防、御敌于外。

夏季，冬病夏治灸阳经。每年六月以后，气候逐渐转入一年中温度最高，在五行中属"火"的夏季，特别是七八月份的"三伏天"，更是阳光四射、暑热逼人。根据中医学"春夏养生、重在养阳"的理论，此时正是补益人体阳气的最佳时机。此时，人体毛孔大开，艾灸的温热刺激容易渗透进经络、脏腑深处。热能温阳，阳能祛寒，三伏天借助天时，能清除体内的阴寒之气及宿疾，防止虚寒性疾病在秋冬季节复发，在这个时间段艾灸，不仅可以抵抗夏季的暑、湿而不生病，还可以为秋冬储备阳气，让冬天有足够的阳气抵抗阴寒之气，提高抗病能力，一整年都少生病，体现了治未病的思想。

秋季，秋季防凉健脾胃。秋季处在夏火与冬水之间，人与自然阴阳转换之时。因此，随着夏去秋来、酷暑渐去，人体养生保健的重点，也必须按照"天人相应"的原则，由养阳向养阴过渡，并为以后的冬令进补做好准备。但五行中秋季属金，气候干燥，水分缺乏，最易伤肺，是呼吸道系统等疾病的多发季节，所以此时不可贸然进补。要预防各种疾病的发生，关键是要补益脾胃，可通过艾灸提高和强化人体的免疫代谢功效主治。

冬季，冬令温灸最驱寒。从小寒到大寒是一年中最冷的时候。尤其是阳虚体弱的人群，在这段时间手脚冰凉几乎是常态。从中医养生的角度来说，这一时期适宜"御寒养阴，收敛阳气"。把肾气养好就能带动全身血液循环，改善怕冷的状况。冬至艾灸关元满足了"补必兼温"的特点，可以达到强身抗病的目的。

第七节　灸后的调护

一、灸后的调养

古人对灸后的调养颇为注意。《针灸大成·灸后调摄法》中就有记载："灸后不可就饮茶，恐解火气；及食，恐滞经气，须少停一二时，即宜入室静卧，远人事，远色欲，平心定气，凡百俱要宽解。"尤忌大怒、大劳、大饥、大饱、受热、冒寒。至于生冷瓜果亦宜忌之。唯食茹淡养胃之物，使气血通流，艾火逐出病气，若过厚毒味，酗醉，致生痰涎，阻滞病气矣。

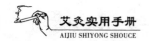

由于古人施灸多用瘢痕灸法，耗伤精血较多，所以需要比较周详的护理。今人施灸，一般多用小炷，不致灸疮溃烂，故一般都不刻意摄养。虽然如此，但对过食、风寒等总以避之为是。艾灸后会产生热量导致出汗，皮肤毛孔打开，容易受凉，且艾灸后可能稍感疲乏。故艾灸后2小时内不宜洗澡，不宜沾冷水，不宜吹风，应及时擦拭汗液和穿上衣物，注意保暖，避免冷空气进入体内，避免剧烈运动，保证充分休息，待疲乏稍减后再活动。艾灸后可能会出现口干舌燥的症状，因此应饮适量温开水，避饮冷水饮料。应忌辛辣刺激之品，宜清淡饮食，同时应保持心情舒畅。

二、灸疮的处理

灸疮主要是由于湿气、寒气重，经络不通导致的水泡。有人认为艾灸越热越好，故觉得灼痛时才告诉施灸人员，因此灸后易起泡。若灸后患者局部显现红赤灸痕，可以不必处理，经数小时即可消退而成黄色瘢痕。如已起泡，轻者不必处理，数日可自行吸收，结痂而愈。倘灸火较重，水泡较大者，可用消毒粗针穿刺水泡，放出水液，外涂美宝湿润烧伤膏。若疮现黑色而溃烂者，可用黄柏、黄连、白矾、虎杖、当归、黄芪、冰片、桔梗、没药、乳香、诃子、金银花、蒲公英、生地榆等熬制成中药煎剂后泡洗，后涂紫草膏。痛不可忍者，加入黄连煎洗，自有卓效。疮久不敛者，此乃气虚之故，当用内托黄芪丸治之。若没有慎重处理，感染细菌成为灸疮，那么在灸疮化脓期间，不要做重体力劳动，勿用手搔挠疮面，避免摩擦，保持清洁，以防止加重感染。还可敷贴消炎药膏，每日换1～2次，换药时用干棉球将脓液拭去，必要时也可用生理盐水洗净，用消毒敷料覆盖。古人为了预防灸疮，在艾灸时先用蒜片擦拭穴位。采用隔物灸（蒜片、姜片等）也是预防灸疮的好方法。

为防止灸疮化脓，在施灸时，当注意热度应恰当，灸炷宜紧而小，这样灸疮的面积不会过大，即使起泡也小，吸收也较快。若须连续施灸，可先以针刺破水泡，去其皮痂，以京墨汁涂之，这样不但不会化脓，而且结痂甚速。

下附玉红膏和内托黄芪丸的药物组成及具体做法。

泡洗中药煎剂：黄柏20g、黄连30g、白矾20g、虎杖20g、当归12g、黄芪12g、冰片3g、桔梗9g、没药5g、乳香5g、诃子3g、金银花15g、蒲公英30g、生地榆30g。

紫草膏：紫草、地黄、乳香、没药、白芷、防风、忍冬藤、冰片、香油、蜂蜡等熬制后浸于纱布，而后行高压力灭菌消毒使用。具有清热解毒、凉血活血、抗炎解热、通窍止痛、疏风通络、去腐生肌、消肿排脓、止痒的效果。

（罗　琴）

第二章　十四经常用灸疗穴位

第一节　概述

十二经络和任、督二脉合称十四经络，十二经络对称分布在人体左右，每侧12条，全身实际是24条经络。分为阴阳两大类，其中阴经六条、阳经六条，每经都有固定所属的脏腑。

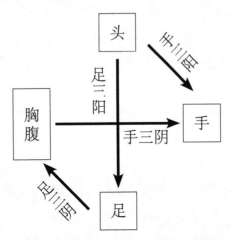

图2-1　十二经络走向示意图

腧穴的作用为输注气血、反映病候、防治疾病三个方面。腧穴和经络相通，是经络中气血聚散灌流输注的部位。

腧穴分经穴、奇穴、阿是穴三大类。经穴是分布在十四经循行路线上，属于十二经脉和任、督二脉的腧穴，可反映并治疗本经及所属脏腑的病症。奇穴是没有归属于十四经脉系统的腧穴，因它有奇效，也叫经外奇穴。奇穴

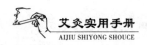

主治证较单纯，对某些病症有特殊疗效。阿是穴是以痛处为穴，所以阿是穴既无固定位置，也无具体穴名。

第二节　手太阴肺经常用腧穴

本经左右两侧共 22 穴，本经腧穴主治咽喉、胸、肺部疾病，以及经脉循行所经过部位的病症。循行路线始于中焦胃部，向下络于大肠，而后反向沿着胃上口，通过膈肌，上入属于肺脏。从气管喉咙部，横出腋下（中府），下循上臂内侧，向下经过肘窝内（尺泽），沿前臂内侧桡骨尺侧缘（孔最），进入桡动脉搏动处（经渠），再向上经过大鱼际部，沿大鱼际外侧缘，出大指的末端（少商）。它的支脉，从腕后列缺，走向食指桡侧，接手阳明大肠经。

1. 中府

【功效主治】宣肺利气，止咳平喘。如咳嗽、气喘、咳吐脓血、胸膈胀满。

【定位】胸部，横平第 1 肋间隙，锁骨下窝外侧，前正中线旁开 6 寸。坐位，手叉腰，先取锁骨外端下方凹陷处的云门穴，当云门穴直下约 1 寸，与第 1 肋间隙平齐处。

【灸法】艾炷灸 3 ~ 5 壮，艾条灸 10 ~ 20 分钟。若要强生保健则灸至局部有温热感，每日 1 次，每月 20 次。

2. 云门

【功效主治】泻肺除烦，泻四肢热。如咳嗽、气喘、胸痛。

【定位】锁骨下窝凹陷处，肩胛骨喙突内缘，前正中线旁开 6 寸。正坐位，手叉腰，锁骨外端下缘出现的三角凹窝的中点处。

【灸法】艾炷灸 3 ~ 7 壮，艾条灸 5 ~ 15 分钟。

3. 天府

【功效主治】宣肺理气，镇惊止血。如咳嗽、气喘、健忘、鼻出血、吐血。

【定位】前臂区，腋前纹头下 3 寸，肱二头肌桡侧缘处。坐位，臂向前平举，低头，鼻尖接触上臂侧处。

【灸法】艾炷灸或温针灸 3 ~ 5 壮，艾条灸 5 ~ 10 分钟。

4. 侠白

【功效主治】行气活血，宽胸和胃。如咳嗽、气喘、烦满、上臂内侧神经痛。

【定位】前臂区，腋前纹头下4寸，肱二头肌桡侧缘处。坐位，肱二头肌外侧缘，腋前纹头下4寸。

【灸法】艾炷灸或温针灸3～5壮，艾条灸5～10分钟。

5. 尺泽

【功效主治】滋阴润肺，降逆平喘。如气喘、咯血、潮热。

【定位】肘区，肘横纹上，肱二头肌腱桡侧缘凹陷处，仰掌微屈肘，在肘关节掌面，肘横纹桡侧端凹陷处。

【灸法】艾炷灸或温针灸5～7壮，艾条灸5～10分钟。

6. 孔最

【功效主治】清热解毒，降逆止血。如咯血、失音、咽喉肿痛。

【定位】前臂前区，腕掌侧远端横纹上7寸，伸臂仰掌取穴。

【灸法】艾炷灸或温针灸5～7壮，艾条灸10～20分钟。

7. 列缺

【功效主治】祛风散邪，通调任脉，散寒热。如手腕扭伤、头痛、咽喉痛、牙痛、小便热、尿血。

【定位】前臂，腕掌侧远端横纹上1.5寸。拇短伸肌腱与拇长展肌腱之间，拇长展肌腱沟的凹陷中。以左右两手虎口交叉，一手食指压在另一手的桡骨茎突上，当食指尖到达之凹陷处。

【灸法】艾炷灸3～5壮，艾条灸5～10分钟。因此处皮薄，不宜瘢痕灸。

8. 经渠

【功效主治】宣肺平喘，开胸顺气。如咳嗽、气喘、喉痹、胸痛等。

【定位】前臂掌面桡侧，腕横纹上1寸，桡骨茎突与桡动脉之间凹陷处。手掌平放，掌心与拇指向上，距腕横纹1寸的桡动脉搏动处。

【灸法】艾炷灸或温针灸3～5壮，艾条灸5～10分钟。因此穴靠近桡动脉，不宜瘢痕灸。

9. 太渊

【功效主治】止咳化痰，健脾益气，活络止痛。如半身不遂、咳嗽、气喘、头面疾患。

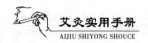

【定位】腕前区，桡骨茎突与舟状骨之间，拇长展肌腱尺侧凹陷中。仰掌，掌后第一横纹上，用手摸有脉搏跳动处的桡侧凹陷。

【灸法】艾炷灸 1～3 壮，艾条灸 5～10 分钟。因靠近桡动脉，不宜瘢痕灸。

10. 鱼际

【功效主治】宣肺利咽，疏风泄热。如咯血、咽干、失声、乳痈。

【定位】手外侧，第 1 掌骨桡侧中点赤白肉际处。侧掌，微握掌，腕关节稍向下屈，于第 1 掌骨中点赤白肉际处。

【灸法】艾炷灸 3～5 壮，艾条灸 3～5 分钟。

11. 少商

【功效主治】清热解表，醒神开窍，利咽泄热。如中风昏迷、小儿惊风、中暑呕吐、心下满。

【定位】手外侧，第 1 掌骨桡侧中点赤白肉际处。侧掌，微握掌，腕关节稍向下屈，于第 1 掌骨中点赤白肉际处。

【灸法】米粒灸 1～3 壮，艾条灸 5～10 分钟。

第三节　手阳明大肠经常用腧穴

本经左右两侧共 20 穴，本经腧穴主治头面部，五官、咽喉等疾病，热病、胃肠等腹部疾病和经脉循行所经过部位的病症。本经体表循行线，起于食指桡侧爪甲根处的商阳，沿上肢外侧前缘上行肩端，走颈过颊绕唇，终于鼻旁迎香。

1. 商阳

【功效主治】清热解表，开窍苏厥。如头面部疾患、神志疾患、热病。

【定位】食指桡侧，距爪甲角约 0.1 寸的爪甲根处。微握拳，食指前伸，食指爪甲桡侧与基底部各作一线，相交处。

【灸法】米粒灸 1～3 壮，艾条灸 5～10 分钟。

2. 二间

【功效主治】清热解表，通利咽喉。如头面部疾患、本经所过部位疾患、大便脓血、身热、嗜睡。

【定位】第2掌指关节远端桡侧的赤白肉际处。

【灸法】麦粒灸3～5壮，艾条灸5～10分钟。

3. 三间

【功效主治】清泄热邪，止痛利咽。如头面部疾患、胸腹部疾患、本经所过部位的疾患。

【定位】第2掌指关节桡侧近端，第2掌骨小头上方。

【灸法】艾炷灸或温针灸3～5壮，艾条灸5～10分钟。

4. 合谷

【功效主治】镇静止痛，通经活络，解表泄热。如热性病、头面五官疾患、胃肠疾患、妇女疾患、皮肤瘙痒、荨麻疹等，为止痛化痰要穴。

【定位】手背，第2掌骨桡侧缘的中点。拇、示两指张开，以另一手的拇指关节横纹放在虎口上，当虎口与第1、第2掌骨结合部连线中点；拇、示指合拢，肌肉最高处取穴。

【灸法】艾炷灸或温针灸5～9壮，艾条灸10～20分钟。

5. 阳溪

【功效主治】清热散风，舒筋利节。如头面五官疾患、神志病、本经所过部位的疾患、胸满不得息、肠澼、瘾疹。

【定位】在腕部，当拇指翘起时，拇短伸肌腱与拇长伸肌腱之间的凹陷中。拇指上翘，在手腕桡侧，当两筋之间，腕关节桡侧处取穴。

【灸法】艾炷灸或温针灸3～5壮，艾条灸10～20分钟。

6. 偏历

【功效主治】清热利尿，通经活络。如头面五官疾患、神志病、本经所过部位疾患、胸满不得息、肠澼、瘾疹。

【定位】阳溪穴与曲池穴连线上，阳溪穴上3寸。侧腕屈肘，在前臂背部桡侧，腕横纹上3寸，在阳溪穴与曲池穴连线上。

【灸法】艾炷灸或温针灸3～5壮，艾条灸5～10分钟。

7. 温溜

【功效主治】理肠胃，清邪热。如外感疾患，头面五官疾患，本经所过部位的疾患，疟疾，癫、狂、痫。

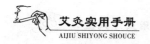
【定位】阳溪穴与曲池穴连线上，阳溪穴上5寸。

【灸法】艾炷灸或温针灸3～5壮，艾条灸5～10分钟。

8. 下廉

【功效主治】调肠胃，清邪热，通经络。如胃肠疾患、本经所过部位疾患、气喘、尿血、乳痈。

【定位】阳溪穴与曲池穴连线上，曲池穴下4寸。屈肘，屈肘侧置穴在前臂桡侧外缘，上廉下1寸。

【灸法】艾炷灸或温针灸3～5壮，艾条灸5～10分钟。

9. 上廉

【功效主治】调肠腑，通经络。如胃肠疾患、头面疾患、本经所过部位疾患、气喘、尿难。

【定位】阳溪穴与曲池穴连线上，曲池穴下3寸。

【灸法】艾炷灸或温针灸3～5壮，艾条灸5～10分钟。

10. 手三里

【功效主治】通经活络，清热明目，理气通腑。如胃肠疾患、头面疾患、本经所过部位疾患。

【定位】曲池穴下2寸，阳溪穴与曲池穴连线上。屈肘，在肘端下3寸处。

【灸法】艾炷灸或温针灸3～5壮，艾条灸5～10分钟。

11. 曲池

【功效主治】清热解毒，调和营血，降逆活络。如外感疾患、胃肠疾患、头面疾患、皮肤病、神志疾患、本经所过部位疾患、高血压。

【定位】肘横纹桡侧端稍外方凹陷处。屈肘成直角，当肘弯横纹尽头处；屈肘，于尺泽与肱骨外上髁上连线的中点处。

【灸法】艾炷灸或温针灸5～7壮，艾条灸5～20分钟。

12. 肘髎

【功效主治】通经活络。如肩臂肘疼痛、上肢麻木、拘挛、嗜卧。

【定位】屈肘，曲池穴外上方1寸，肱骨前缘。在臂外侧，屈肘取穴，从曲池向外斜上方1寸，当肱三头肌的外缘，肱骨边缘处。

【灸法】艾炷灸或温针灸3～7壮，艾条灸5～20分钟。

13. 手五里

【功效主治】理气散结，通经活络。如胃肠疾患、神志疾患、本经所过部位疾患、咳嗽、疟疾等。

【定位】曲池穴与肩髃穴连线上，曲池穴上3寸。屈肘取穴。

【灸法】艾炷灸或温针灸3～5壮，艾条灸5～20分钟。

14. 臂臑

【功效主治】清热明目，祛风通络。如头面疾患、本经所过部位的疾患、瘰疬。

【定位】曲池穴与肩髃穴连线上，曲池穴上7寸。

【灸法】艾炷灸或温针灸3～5壮，艾条温灸10～20分钟。

15. 肩髃

【功效主治】通利关节，疏散风热。如上肢疾患、瘰疬诸瘿、乳痈、风热瘾疹。

【定位】肩峰前下方，当上臂外展至水平位，在肩部出现两个凹陷，前面的凹陷处在三角肌区，肩峰外侧缘前端与肱骨大结节两骨间凹陷中。

【灸法】艾炷灸或温针灸5～7壮，艾条温灸5～15分钟。

16. 巨骨

【功效主治】通经活络。如上肢疾患、瘰疬诸瘿、吐血、风热瘾疹。

【定位】锁骨肩峰端与肩胛冈之间的凹陷处。正坐垂肩，在肩锁关节后缘，当锁骨与肩胛冈形成的叉骨间。

【灸法】艾炷灸或温针灸5～7壮，艾条灸5～15分钟。

17. 天鼎

【功效主治】清咽，散结，理气，化痰。如呼吸系统疾病、上肢疾患、瘰疬、诸瘿、梅核气。

【定位】在颈部，横平环状软骨，胸锁乳突肌后缘。正坐，头微侧仰，喉结旁开3寸，取胸锁乳突肌的胸骨头与锁骨头之间的扶突穴，再从扶突穴直下1寸，扶突与缺盆连线中点，胸锁乳突肌后缘处取穴。

【灸法】艾炷灸3～5壮，艾条灸5～10分钟。

18. 扶突

【功效主治】清咽，散结，理气，化痰。如呼吸系统疾病、瘰疬、诸瘿、梅核气、呃逆。

【定位】胸锁乳突区，横平喉结，当胸锁乳突肌的前、后缘中间。正坐，

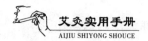

头微侧仰，先取甲状软骨与舌骨之间的廉泉穴，从廉泉向外 3 寸，当胸锁乳突肌的胸骨头与锁骨头之间处。

【灸法】艾炷灸 3 ~ 5 壮，艾条温和灸 5 ~ 10 分钟。

19. 口禾髎

【功效主治】祛风开窍。如鼻塞流涕、鼻衄、口噤不开、面瘫、面肌痉挛、腮腺炎等。

【定位】鼻孔外缘直下，与人中穴相平。鼻孔旁开 0.5 寸，平水沟穴，正坐仰靠或仰卧位取穴。

【灸法】艾炷灸 3 ~ 5 壮，艾条灸 5 ~ 10 分钟。

20. 迎香

【功效主治】通窍祛风，理气止痛。如鼻部疾患、面部疾患、胆道蛔虫、便秘等。

【定位】鼻翼外缘中点旁开 0.5 寸。

【灸法】艾炷灸 3 ~ 5 壮，艾条灸 5 ~ 10 分钟。

第四节　足阳明胃经常用腧穴

本经左右两侧共 90 穴，本经腧穴主治胃肠病，头面、五官病，神志病和经络循行所过部位病症。本经体表循行线，行于面部、胸腹、下肢外侧前缘，终于足二趾外侧端。

1. 承泣

【功效主治】散风清热，明目止泪。如面目疾患。

【定位】两目正视，瞳孔直下，当眼球与眶下缘之间。

【灸法】艾条灸 5 ~ 10 分钟。

2. 四白

【功效主治】祛风明目，通经活络。如目赤痛痒、迎风流泪、口眼歪斜。

【定位】两目正视前方，从下眼眶骨边缘直下约 0.3 寸，正对瞳孔处，按压有凹窝。正坐或仰卧取穴。

【灸法】艾条灸 5 ~ 10 分钟。

3. 巨髎

【功效主治】清热息风，明目退翳。如口眼喎斜、眼睑䀮动、鼻衄、齿痛、唇颊肿、目翳。

【定位】在面部，目直视，瞳孔直下，横平鼻梁下缘处。

【灸法】温针灸 3 ～ 5 壮，艾条灸 5 ～ 10 分钟。美容时温灸至皮肤微红见红晕为度，每日 1 次，每月 20 次。

4. 地仓

【功效主治】祛风止痛，舒筋活络。如口角歪斜、唇缓不收、流涎、齿痛颊肿、眼睑瞤动。

【定位】四白穴直下至嘴角平齐处。正坐或仰卧，眼向前平视，于瞳孔垂线与口角水平线之交点处。

【灸法】温针灸 3 ～ 5 壮或药物天灸。

5. 大迎

【功效主治】祛风通络，止痛消肿。如唇缓不收、口角歪斜、失音、牙关紧闭、唇瞤动、颊肿、齿痛、颈痛。

【定位】下颌角前方，咬肌附着部前缘。正坐或仰卧，闭口鼓腮，在下颌骨边缘现一沟形，按之有动脉搏动处。

【灸法】温针灸 3 ～ 5 壮，艾条灸 10 ～ 20 分钟。

6. 颊车

【功效主治】祛风清热，开关通络。如口眼喎斜、颊痛、齿痛、颈项强痛。

【定位】下颌角前上方约 1 横指处。正坐或仰卧，如上下齿用力咬紧，有一肌肉凸起，放松时，用手切掐有凹陷。

【灸法】温针灸 3 ～ 5 壮，艾条灸 10 ～ 20 分钟或药物天灸。

7. 下关

【功效主治】清头明目，止痛镇痉。如面颊疾患、口齿疾患、耳部疾患。

【定位】颧弓与下颌切迹形成的凹陷。正坐或侧卧，颧骨下缘，下颌骨髁状突稍前方，闭口取穴。

【灸法】温针灸 3 ～ 5 壮，艾条灸 10 ～ 20 分钟或药物天灸。

8. 头维

【功效主治】清头明目，止痛解痉。如头目疾患、呕吐、喘逆、心胸烦满。

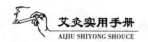

【定位】头侧部、在额角发际上 0.5 寸处，头正中线旁开 4.5 寸。先取头临泣，并以此为基点，向外量取头临泣至神庭间距离，人前发际 0.5 寸处。

【灸法】间接灸 3 ~ 5 壮，艾条灸 5 ~ 10 分钟。

9. 人迎

【功效主治】利咽散结，理气降逆。如胸肺疾患、颈部疾患、神志疾患、头痛、眩晕。

【定位】与喉结相平，颈总动脉搏动处。正坐仰靠，于有动脉应手之处，避开动脉取之。

【灸法】艾条灸 5 ~ 10 分钟。

10. 水突

【功效主治】清热利咽，降逆平喘。如胸肺疾患、颈部疾患。

【定位】胸锁乳突肌前缘，当人迎与气舍连线的中点。正坐仰靠，侧颈，在甲状软骨下缘外侧，胸锁乳突肌前缘取穴。

【灸法】艾炷灸 3 ~ 5 壮，艾条灸 5 ~ 10 分钟。

11. 气舍

【功效主治】利咽利肺，散结理气。如胸肺疾患、颈部疾患。

【定位】锁骨内侧端之上缘，在胸锁乳突肌的胸骨头与锁骨头之间。

【灸法】艾炷灸 3 ~ 5 壮，艾条灸 5 ~ 10 分钟。

12. 缺盆

【功效主治】宽胸利膈，止咳平喘。如胸肺疾患、颈部疾患、上肢麻痹、腰痛等。

【定位】锁骨上窝中央，前正中线旁开 4 寸。正坐仰靠，在乳中线上，锁骨上窝中点取穴。

【灸法】艾炷灸 3 ~ 5 壮，艾条灸 5 ~ 10 分钟。

13. 气户

【功效主治】理气宽胸，止咳平喘。如胸肺疾患。

【定位】锁骨下缘，前正中线旁开 4 寸。仰卧位，锁骨中线与第 1 肋骨之间的凹陷处。

【灸法】艾炷灸 3 ~ 5 壮，艾条灸 5 ~ 10 分钟。

14. 库房

【**功效主治**】理气宽胸，清热化痰。如胸肺疾患。

【**定位**】第1肋间隙，前正中线旁开4寸。仰卧位，从锁骨内侧端，轻按第1肋间，在乳中线上取穴。

【**灸法**】艾炷灸3～5壮，艾条灸5～10分钟。

15. 屋翳

【**功效主治**】止咳化痰，消痈止痒。如胸肺疾患。

【**定位**】乳中线上第2肋间隙，前正中线旁开4寸。仰卧位，在锁骨中点下缘与乳头连线上第2肋间隙处取穴。

【**灸法**】艾炷灸3～5壮，艾条灸5～10分钟。

16. 膺窗

【**功效主治**】止咳宁嗽，清热消肿。如胸肺疾患、乳痈等。

【**定位**】在胸部，第3肋间隙，前正中线旁开4寸。仰卧位，在锁骨中点下缘如乳头连线上第3肋间隙处。

【**灸法**】艾炷灸3～5壮，艾条灸5～10分钟。

17. 乳中

【**功效主治**】乳腺疾病如产后缺乳、多汗症。

【**定位**】第4肋间隙，乳头中央。仰卧位，在锁骨中点下缘与乳头连线上第4肋间隙处。

【**说明**】本穴不针不灸，只作胸腹部腧穴的定位标志。

18. 乳根

【**功效主治**】通乳化瘀，宣肺利气。如呼吸系统疾病、妇产科疾病、噎膈。

【**定位**】乳中线上，第5肋间隙。仰卧位，在锁骨中点下缘与乳头连线上第5肋间隙处。

【**灸法**】艾炷灸5～9壮，艾条灸10～20分钟。

19. 不容

【**功效主治**】调中和胃，理气止痛。如消化系统疾病。

【**定位**】脐上6寸，前正中线旁开2寸。

【**灸法**】艾炷灸或温针灸3～5壮，艾条灸5～10分钟。

20. 承满

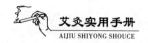

【功效主治】理气和胃，降逆止呕。如消化系统疾病。

【定位】上腹部，脐中上5寸，前正中线旁开2寸。

【灸法】艾炷灸或温针灸3～5壮，艾条灸5～10分钟。

21. 梁门

【功效主治】和胃理气，健脾调中。如消化系统疾病。

【定位】上腹部，脐中上4寸，前正中线旁开2寸。

【灸法】艾炷灸或温针灸3～5壮，艾条灸5～10分钟。

22. 关门

【功效主治】调理肠胃，消肿利水。如消化系统疾病。

【定位】上腹部，脐中上3寸，前正中线旁开2寸。仰卧位取穴。

【灸法】艾炷灸或温针灸3～5壮，艾条灸5～10分钟。

23. 太乙

【功效主治】涤痰开窍，镇惊安神，健脾益气，和胃消食。如消化系统疾病。

【定位】上腹部，脐中上2寸，前正中线旁开2寸。

【灸法】艾炷灸或温针灸3～5壮，艾条灸5～10分钟。

24. 滑肉门

【功效主治】涤痰开窍，镇惊安神，理气和胃，降逆止呕。如胃痛、呕吐、腹胀、肠鸣、食欲不振等。

【定位】上腹部，脐中上1寸，前正中线旁开2寸。

【灸法】艾炷灸或温针灸3～5壮，艾条灸5～10分钟。

25. 天枢

【功效主治】调中和胃，理气健脾。如肠胃疾病、妇人疾患、神志疾患、小便不利、癫痫、失眠多梦等。

【定位】脐旁2寸。

【灸法】艾炷灸或温针灸5～10壮，艾条灸15～30分钟。

26. 外陵

【功效主治】和胃化湿，理气止痛。如胃脘痛、腹痛、腹胀、疝气、痛经等。

【定位】下腹部，脐中下1寸，前正中线旁开2寸。

【灸法】艾炷灸或温针灸 3 ～ 5 壮，艾条灸 5 ～ 10 分钟。

27. 大巨

【功效主治】调肠胃，固肾气。如便秘、腹痛、遗精、早泄阳痿、疝气、小便不利。

【定位】脐下 2 寸，前正中线旁开 2 寸。

【灸法】艾炷灸或温针灸 3 ～ 5 壮，艾条灸 10 ～ 20 分钟。

28. 水道

【功效主治】利水消肿，调经止痛。如便秘、腹痛、小腹胀痛、痛经、小便不利等。

【定位】脐下 3 寸，前正中线旁开 2 寸。

【灸法】艾炷灸或温针灸 3 ～ 5 壮，艾条灸 5 ～ 10 分钟。

29. 归来

【功效主治】活血化瘀，调经止痛。如腹痛、阴睾上缩入腹、疝气、闭经、白带。

【定位】脐下 4 寸，前正中线旁开 2 寸。

【灸法】艾炷灸或温针灸 5 ～ 10 壮，艾条灸 10 ～ 20 分钟。

30. 气冲

【功效主治】调经血，舒宗筋，理气止痛。如阳痿、疝气、不孕、腹痛、月经不调等。

【定位】腹股沟区，耻骨联合上缘，前正中线旁开 2 寸，动脉搏动处。

【灸法】艾炷灸或温针灸 5 ～ 10 壮，艾条灸 10 ～ 20 分钟。

31. 髀关

【功效主治】强腰膝，通经络。如腰膝疼痛、下肢酸软麻木、痿证。

【定位】髂前上棘与髌骨外缘的连线上，平臀沟处。仰卧，于髂前上棘至髌骨底外缘连线与臀横纹延伸线之交点处取穴。或将手掌第一横纹中点按于伏兔穴处，手掌平伸向前，当中指尖到处取穴。

【灸法】艾炷灸或温针灸 5 ～ 10 壮，艾条灸 10 ～ 20 分钟。

32. 伏兔

【功效主治】散寒化湿，疏通经络。如腰膝疼痛、下肢酸软麻木、足麻不仁。

【定位】膝部髌骨外上缘上 6 寸处。正坐屈膝，医者以手掌第 1 横纹正

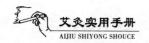
中按在膝盖上缘中点处，手指并拢压在大腿上，当中指尖所止处取穴；或仰卧，下肢伸直，足尖用力向前屈，可见膝上股前有一肌肉（股直肌）隆起，状如伏兔，此肌肉中点即是。

【灸法】艾炷灸或温针灸 5 ~ 10 壮，艾条灸 10 ~ 20 分钟。

33. 阴市

【功效主治】温经散寒，理气止痛。如腿膝冷痛、麻痹、下肢不遂。

【定位】膝部髌骨外上缘上 3 寸。正坐屈膝，于膝盖外上缘直上四横指处。

【灸法】艾炷灸或温针灸 3 ~ 5 壮，艾条灸 10 ~ 20 分钟。

34. 梁丘

【功效主治】理气和胃，通经活络。如胃脘疼痛，肠鸣泄泻，膝脚腰痛。

【定位】髌底外上缘 3 寸。

【灸法】艾炷灸或温针灸 7 ~ 9 壮，艾条灸 10 ~ 20 分钟。

35. 犊鼻

【功效主治】通经活络，消肿止痛。如膝部痛、膝脚腰痛、冷痹不仁。

【定位】屈膝，髌韧带外侧凹陷中。

【灸法】艾炷灸 5 ~ 9 壮，艾条灸 10 ~ 20 分钟。

36. 足三里

【功效主治】健脾和胃，扶正培元，通经活络，升降气机。如胃肠疾病、心神疾患、妇女疾患、泌尿系统疾病，本经所过部位疾患。本穴属于强壮穴。

【定位】小腿前外侧，距胫骨前缘一横指处。

【灸法】艾炷灸或温针灸 5 ~ 10 壮，艾条灸 10 ~ 20 分钟。强身保健可采用化脓灸，每年 1 次，或累计灸数百壮或温灸至皮肤稍见红晕为度，每日 1 次，每月 20 次，有时亦可采用药物天灸。

37. 上巨虚

【功效主治】调和肠胃，通经活络。如泄泻、便秘、腹胀、肠鸣、肠痈。

【定位】足三里穴下 3 寸。正坐屈膝或仰卧位取穴，于外膝眼（犊鼻）直下 6 寸，距离胫骨前嵴一横指（中指）处。

【灸法】艾炷灸或温针灸 5 ~ 9 壮，艾条灸 10 ~ 20 分钟，亦可采用药物天灸。

38. 条口

【功效主治】舒筋活络，理气和中。如胃肠疾患、本经所过部位疾患、肩背痛等。

【定位】足三里穴下 5 寸。正坐屈膝足三里直下，于外膝眼与外踝尖连线之中点同高处。

【灸法】艾炷灸或温针灸 3 ~ 5 壮，艾条温灸 5 ~ 20 分钟。

39. 下巨虚

【功效主治】调肠胃，通经络，安神志。如肠胃疾病、本经所过部位疾患。

【定位】足三里穴下 6 寸。正坐屈膝先取足三里，于其直下 6 寸处。

【灸法】艾炷灸 5 ~ 9 壮或温针灸 5 ~ 9 分钟，艾条灸 10 ~ 20 分钟。

40. 丰隆

【功效主治】健脾化痰，和胃降逆，开窍。如脾胃疾患、神志疾患、心胸肺疾患。

【定位】从外踝前缘平齐外踝尖处，到外膝眼连线的 1 / 2 处。正坐屈膝或仰卧位取穴。

【灸法】艾炷灸 5 ~ 7 壮或温针灸 5 ~ 7 分钟，艾条灸 10 ~ 20 分钟。

41. 解溪

【功效主治】舒筋活络，清胃化痰，镇惊安神。如头面疾患、胃肠疾患、神志疾患、本经所过部位疾患。

【定位】足背踝关节横纹的中央，两筋之间的凹陷处。

【灸法】艾炷灸 3 ~ 5 壮，艾条灸 5 ~ 10 分钟。

42. 冲阳

【功效主治】和胃化痰，通络宁神。如头面疾患、脾胃疾患、神志疾患、本经所过部位疾患。

【定位】足背最高点，当拇长伸肌腱和趾长伸肌腱之间，足背动脉搏动处。

【灸法】艾炷灸 3 ~ 5 壮，艾条灸 5 ~ 10 分钟。

43. 陷谷

【功效主治】清热解表，和胃行水，理气止痛。如胃肠疾患、面目浮肿、水肿、本经所过部位疾患。

【定位】在足背，第 2、第 3 跖骨间，第二跖趾关节后凹陷处。

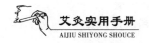

【灸法】艾炷灸 3 ~ 5 壮，艾条灸 5 ~ 10 分钟。

44. 内庭

【功效主治】清胃泻火，理气止痛。如胃肠疾、头面疾患、热病、神志疾患、本经所过部位疾患。

【定位】足背第 2、第 3 趾间缝纹端。

【灸法】艾炷灸 3 ~ 5 壮，艾条灸 5 ~ 10 分钟。

45. 厉兑

【功效主治】清胃和胃，苏厥醒神，通经活络。如头面疾患、神志疾患、胃肠疾患、本经所过部位疾患、热病无汗等。

【定位】第 2 趾外侧，距爪甲角旁 0.1 寸的甲根处。

【灸法】米粒艾炷灸 1 ~ 3 壮，艾条灸 5 ~ 10 分钟。

（罗章梅）

第五节　足太阴脾经常用腧穴

本经左右两侧共 42 穴，本经腧穴主治脾胃病、妇科病、前阴病和经脉循行所经过部位的病症。体表循行线，起于足大趾端隐白穴，沿足内侧、下肢内侧前缘上行，过腹至胸。

1. 隐白

【功效主治】调经统血，健脾回阳。如血证、脾胃疾患、癫狂病等。

【定位】足大趾内侧距爪甲角约 0.1 寸的爪甲根处。坐垂足或仰卧，于足大趾爪甲内侧缘线与基底部线之交点处。

【灸法】米粒艾炷灸 1 ~ 3 壮，艾条灸 5 ~ 10 分钟。用于止血，不宜瘢痕灸。

2. 大都

【功效主治】泄热止痛、健脾和中。如脾胃疾患，神志疾患，足大趾本节红肿、疼痛，体重肢肿，手足厥冷，热病无汗，厥心痛，伤寒等。

【定位】足大趾内侧，第 1 跖指关节前下方赤白肉际凹陷处。

【灸法】艾炷灸 1 ~ 3 壮，艾条灸 5 ~ 10 分钟。孕妇及产后百日内禁灸。

3. 太白

【功效主治】健脾和胃，清热化湿。如脾胃疾患、妇人疾患、足痛、足肿、虚劳、脱证等。

【定位】第1跖指关节后缘，赤白肉际凹陷处。正坐垂足，在第一跖骨小头后下方1寸处。

【灸法】艾炷灸3～5壮，艾条灸5～10分钟。

4. 公孙

【功效主治】健脾胃，调冲任。如胃肠疾患、妇人疾患、冲脉病、眩晕、癫痫、足痛、足肿等。

【定位】第1跖骨底之前下缘凹陷中，赤白肉际处。正坐垂足或仰卧，于足大趾内侧后方，正当第1跖骨基底内侧的前下方，距太白穴1寸处。

【灸法】艾炷灸或温针灸3～5壮，艾条灸10～20分钟。

5. 商丘

【功效主治】健脾化湿，通调肠胃。如胃肠疾患、神志疾患、内踝红肿、两足无力、足踝痛等。

【定位】内踝前下方凹陷处。正坐垂足或仰卧，于内踝前缘直线与内踝下缘横线之交点处。

【灸法】艾炷灸3～5壮，艾条灸10～20分钟。

6. 三阴交

【功效主治】健脾胃，益肝肾，调经带。如胃肠疾患、妇人疾患、肝肾疾患、精神神经系统疾病、皮肤病、脚气、下肢神经痛或瘫痪等。

【定位】内踝尖直上3寸，胫骨内侧面后缘处。正坐或仰卧，内踝尖直上4横指处，胫骨内侧面后缘取穴。

【灸法】艾炷灸5～9壮或温针灸5～9分钟，艾条灸10～20分钟或药物天灸。

7. 漏谷

【功效主治】健脾和胃，利尿除湿。如脾胃疾患、肝肾疾患、皮肤病、脚气、下肢神经痛或瘫痪等。

【定位】内踝上6寸，胫骨内侧面后缘。正坐或仰卧取穴。

【灸法】艾炷灸或温针灸3～5壮，艾条灸5～10分钟。

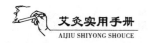

8. 地机

【功效主治】健脾渗湿，调经止带。如脾胃疾患、肝肾疾患、妇女疾患、腿膝麻木、疼痛等。

【定位】阴陵泉下3寸，胫骨后缘。正坐或仰卧，于阴陵泉直下3寸，胫骨内侧面后缘处取穴。

【灸法】艾炷灸3～5壮，温针灸或艾条灸5～10分钟。

9. 阴陵泉

【功效主治】清利湿热，健脾理气，益肾调经，通经活络。如脾胃疾患、脾肾疾患、妇女疾患、皮肤病或经脉所过部位疾患。

【定位】胫骨内侧髁下缘，胫骨后缘和腓肠肌之间的凹陷处。正坐屈膝或仰卧，于膝部内侧，胫骨内侧髁后下方胫骨粗隆下缘平齐处。

【灸法】艾炷灸3～5壮，温针灸或艾条灸5～10分钟。

10. 血海

【功效主治】调经统血，健脾化湿。如脾胃疾患、妇人疾患、皮肤病或经脉所过部位疾患。

【定位】屈膝，髌骨内上缘上2寸，股四头肌内侧隆起处。

【灸法】艾炷灸5～7壮，温针灸或艾条灸10～20分钟。

11. 箕门

【功效主治】健脾渗湿，通利下焦。如小便不利、遗尿、五淋、阴囊湿疹等。

【定位】股前区，髌底内侧端与冲门连线的上1/3与下2/3交点。正坐屈膝或仰卧，两腿微张开与缝匠肌内侧缘，距血海上6寸处。

【灸法】艾炷灸3～5壮，温针灸或艾条灸5～10分钟。

12. 冲门

【功效主治】健脾化湿，理气解痉。如脾胃疾患、肝肾疾患、妇女疾患。

【定位】腹股沟区，耻骨联合上缘中点旁开3.5寸，当髂外动脉搏动处外侧。仰卧，先取曲骨穴，曲骨穴旁开3.5寸处。

【灸法】间接灸3～5壮，温针灸1或艾条灸10～20分钟。

13. 府舍

【功效主治】健脾理气，散结止痛。如腹痛、霍乱吐泻、疝气、腹满积聚。

【定位】下腹部，脐中下4.3寸，前正中线旁开4寸。仰卧，先于曲骨穴上0.7寸处作点，此点旁开4寸处。

【灸法】艾炷灸或温针灸3～5壮，艾条灸5～10分钟。

14. 腹结

【功效主治】健脾温中，宜通降逆。如绕脐腹痛、便秘、泄泻、疝气。

【定位】脐旁4寸，下行1.3寸。仰卧，先取气海，于其旁4寸，再略向上0.2寸处。

【灸法】艾炷灸3～5壮，艾条灸或温针灸5～10分钟。

15. 大横

【功效主治】温中散寒，调理肠胃。如肠腹疾患、四肢无力、惊悸怔忡。

【定位】腹部，脐中旁开4寸。

【灸法】艾炷灸5～7壮，艾条灸或温针灸10～20分钟。

16. 腹哀

【功效主治】健脾和胃，理气调肠。如绕脐痛、消化不良、便秘、痢疾。

【定位】上腹部，脐中上3寸，前正中线旁开4寸。仰卧，先取脐中旁开4寸大横，于其直上3寸处。

【灸法】艾炷灸3～5壮，艾条灸或温针灸5～10分钟。

17. 食窦

【功效主治】宣肺平喘，健脾和中，利水消肿。如咳嗽、胸闷、泄泻、痢疾、便秘、胸肋胀痛、小便不利、水肿等。

【定位】在胸部，第5肋间隙，前正中线旁开6寸。仰卧，先取乳中，于其旁开2寸，再向下一肋，适当第5肋间隙处。

【灸法】艾炷灸3～5壮，艾条灸5～10分钟。

18. 天溪

【功效主治】宽胸理气，止咳通乳。如胸部疼痛、咳嗽、乳痈、乳汁少等。

【定位】在胸部，第四肋间隙，前正中线旁开6寸。仰卧，先取乳中，于其旁开2寸，当在第4肋间隙处。

【灸法】艾炷灸3～5壮，艾条灸5～10分钟。

19. 胸乡

【功效主治】宣肺止咳，理气止痛。如胸肋胀痛、胸引背痛不能卧、咳嗽。

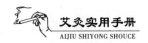

【定位】在胸部，第3肋间隙，前正中线旁开6寸。仰卧，先取乳中，于其旁开2寸，再向上一肋，当第3肋间隙处。

【灸法】艾炷灸3~5壮，艾条灸5~10分钟。

20. 周荣

【功效主治】宣肺平喘，理气化痰。如胸胁胀满、胁肋痛、咳嗽、咳痰等。

【定位】在胸部，第2肋间隙，前正中线旁开6寸。仰卧，先取乳中，于其旁开2寸，再向上二肋，当第2肋间隙处。

【灸法】艾炷灸3~5壮，艾条灸5~10分钟。

21. 大包

【功效主治】宽胸益脾，调理气血。如胸胁痛、气喘、咳嗽、咳痰、胸闷、全身疼痛、四肢无力。

【定位】侧胸部，腋中线上，当第6肋间隙处。

【灸法】艾炷灸3壮，艾条灸10~20分钟。

第六节 手少阴心经常用腧穴

本经左右两侧共18穴，本经腧穴主治心、胸、神志病和经脉循行经过部位的病症。体表循行出于腋下极泉，沿上肢内侧后缘下行，终于小指内侧末端少冲。

1. 极泉

【功效主治】通经活络，宽胸理气。如心悸、心痛、呕逆、目黄、肋间神经痛等。

【定位】腋窝正中，腋动脉搏动处。屈肘，手掌按于后枕，与腋窝中部有动脉搏动处取穴，上臂外展位取穴。

【灸法】艾炷灸3~5壮，艾条灸或温针灸5~10分钟。不宜瘢痕灸。

2. 青灵

【功效主治】宁心安神，通络理气。如头痛、肩臂痛、目黄等。

【定位】臂内侧，肘横纹上3寸，肱二头肌的尺侧沟中。伸肘，先取肘横纹尺侧端的少海，于少海穴直上3寸，与极泉成直线位上。

【灸法】艾炷灸3~7壮，艾条灸或温针灸5~10分钟。

3. 少海

【功效主治】宁心安神，理气通络。如心痛、癫狂、瘛症等。

【定位】肘窝横纹尺侧端和肱骨内上髁之间的凹陷处。屈肘举臂，以手抱头，在肘内侧横纹尽头处。

【灸法】艾炷灸3~5壮，艾条灸或温针灸5~10分钟。

4. 灵道

【功效主治】宁心安神，活血通络。如心悸、悲恐善笑、头昏目眩等。

【定位】尺侧腕屈肌腱的桡侧，腕横纹上1.5寸。仰掌，于尺侧腕屈肌腱桡侧缘，腕横纹上1.5寸处。

【灸法】艾炷灸1~3壮，艾条温和灸10~20分钟。

5. 通里

【功效主治】安神志，清虚热，通经活络。如心痛善忘、不寐、头痛、头昏、崩漏等。

【定位】手心向上。仰掌，于尺侧腕屈肌腱桡侧缘，腕横纹上1寸处。

【灸法】艾炷灸1~3壮，艾条灸10~20分钟。

6. 阴郄

【功效主治】清心安神，固表开音。如心神疾患、胸肺疾患、腕痛、失语等。

【定位】尺侧腕屈肌腱的桡侧，腕横纹上0.5寸。仰掌，于尺侧腕屈肌腱桡侧缘，腕横纹上0.5寸处。

【灸法】艾炷灸3壮，艾条灸10~20分钟。本穴近腕关节处，不宜直接灸，以免烫伤引起瘢痕而影响关节活动。

7. 神门

【功效主治】通经活络，宁心安神。如神志疾患、心系疾患、目眩、目黄、咽干、失音、手臂寒痛、麻木等。

【定位】尺侧腕屈肌腱的桡侧，腕横纹上。仰掌，于豌豆骨后缘桡侧，当掌后第一横纹上取穴。

【灸法】艾炷灸1~3壮，艾条温灸5~15分钟。

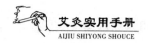
8. 少府

【功效主治】清心泻热，理气活络。如心神疾患、掌中热、手小指拘挛、臂神经痛等。

【定位】尺侧腕屈肌腱的桡侧，腕横纹上。仰掌，于豌豆骨后缘桡侧，当掌后第一横纹上取穴。

【灸法】艾炷灸3～5壮，艾条灸5～7分钟。

9. 少冲

【功效主治】清热息风，醒神开窍，理血通络。如心胸疾患、神志疾患、肘臂肿痛、手挛不伸、手掌热、目黄、口中热、咽痛等。

【定位】小指桡侧，距爪甲角约0.1寸的爪甲根处。微握拳，掌心向下，小指上翘，于小指爪甲桡侧缘与基底部各作一线，两线相交处。

【灸法】艾炷灸3～5壮，艾条灸5～10分钟。

第七节　手太阳小肠经常用腧穴

本经左右两侧共38穴，本经腧穴主治小肠、心胸、头、项、耳、目、咽喉病，神志病和经脉循行所经过部位的病症。本经体表循行线，起于小指外侧端的少泽穴，沿上肢外侧后缘上行过肩、越颈、上面颊，到耳前听宫穴。

1. 少泽

【功效主治】清热通乳，散瘀利窍。如神志疾患、头面疾患、心胸疾患、外感疾患、本经所过部位疾患。

【定位】小指尺侧，距爪甲角旁0.1寸的爪甲根处。微握拳，掌心向下，伸直小指，于小指爪甲尺侧缘与基底部各作一线，两线相交处。

【灸法】艾炷灸1～3壮，艾条灸3～5分钟。

2. 前谷

【功效主治】疏风散热，清头明目，通经活络。如外感疾患、头面五官疾患、本经所过部位疾患、妇人产后无乳、疟疾。

【定位】微握拳，第3掌指关节前尺侧，掌指横纹头赤白肉际处。

【灸法】艾炷灸1～3壮，艾条灸5～10分钟。

3. 后溪

【功效主治】清头明目，安神定志，通经活络。如外感疾患、头面五官疾患、精神神经系统疾患、本经所过部位疾患、腰痛、腰扭伤、胸满腹胀、喘息、妇人产后无乳、疟疾。

【定位】握拳，第5掌骨小头后方尺侧的赤白肉际处。在手掌尺侧，微握拳，第5掌指关节尺侧近端赤白肉际凹陷处。

【灸法】艾炷灸1～3壮，艾条灸5～10分钟。

4. 腕骨

【功效主治】利湿退黄，通窍活络，增液消渴。如外感疾患、头面耳目疾患、本经所过部位疾患、消渴、癫狂等。

【定位】第5掌骨基底与三角骨之间的赤白肉际凹陷处。微握拳，掌心向前，在第5掌骨尺侧后下方取穴。

【灸法】艾炷灸或温针灸3～5壮，艾条灸5～10分钟。

5. 阳谷

【功效主治】清心明目，镇惊聪耳。如外感疾患、头面五官疾患、神志疾患、本经所过部位疾患。

【定位】腕关节尺侧，尺骨茎突与三角骨之间的凹陷。俯掌，由腕骨穴直上，相隔一骨的凹陷处。

【灸法】艾炷灸或温针灸3～5壮，艾条灸5～10分钟。

6. 养老

【功效主治】明目清热，舒筋活络。如目疾、本经所过部位疾患、急性腰痛。

【定位】屈肘，掌心向胸，尺骨小头桡侧缘上方的缝隙处。

【灸法】艾炷灸3～5壮，艾条灸10～20分钟。强身保健则温灸至局部皮肤稍见红晕为度，每日1次，每月20次。

7. 支正

【功效主治】清热解毒，安神定志，通经活络。如外感疾患、神志疾患、本经所过部位疾患、腰背酸痛、四肢无力、消渴。

【定位】前臂背面尺侧，腕横纹上5寸，尺骨尺侧与尺侧腕屈肌之间。屈肘俯掌，在腕背横纹上5寸尺骨内侧缘处。

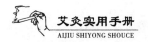
【灸法】艾炷灸或温针灸 3 ~ 5 壮，艾条灸 5 ~ 10 分钟。

8. 小海

【功效主治】清热祛风，宁神定志。如外感疾患、五官疾患、神志疾患、本经所过部位疾患。

【定位】屈肘，尺骨鹰嘴和肱骨内上髁之间。屈肘抬臂，与肘窝横纹平齐之尺骨鹰嘴与肱骨内上髁之间。

【灸法】艾炷灸或温针灸 3 ~ 5 壮，艾条灸 5 ~ 10 分钟。

9. 肩贞

【功效主治】清热止痛，通络聪耳。如肩胛痛、手臂麻痛、缺盆痛、耳鸣、耳聋、牙痛。

【定位】垂臂合腋，腋后纹头向上 1 寸。在肩关节后下方，臂内收时，腋后纹头直上 1 寸。

【灸法】艾炷灸或温针灸 5 ~ 7 壮，艾条灸 10 ~ 20 分钟。

10. 臑俞

【功效主治】舒筋活络，消肿化痰。如肩臂酸痛无力、肩肿、颈项瘰疬。

【定位】上臂内收，腋后纹直上，当肩胛冈下外侧凹陷中。正坐垂肩上臂内收，用手指从腋后纹头肩贞穴直上推肩胛冈下缘下取穴。

【灸法】艾炷灸或温针灸 3 ~ 5 壮，艾条灸 10 ~ 20 分钟。

11. 天宗

【功效主治】通经活络，理气消肿。如肩胛痛、肘臂外后侧痛、气喘、乳痈。

【定位】肩胛冈下窝的中央。前倾坐位或俯卧位，在冈下缘与肩胛骨下角的等分线上，当上、中 1 / 3 交点处。

【灸法】艾炷或温针灸 3 ~ 5 壮，艾条灸 5 ~ 15 分钟。

12. 秉风

【功效主治】疏风活络，止咳化痰。如肩胛疼痛不举、上肢酸麻、咳嗽等。

【定位】肩胛冈上窝的中央。前倾坐位或俯卧位，在肩胛冈上窝中央的肩胛冈中点上缘 1 寸处，与臑俞、天宗成一三角形处。

【灸法】艾炷灸或温针灸 3 ~ 5 壮，艾条灸 10 ~ 20 分钟。

13. 曲垣

【功效主治】舒筋活络，散风止痛。如肩胛拘挛疼痛、肩胛疼痛不举、上肢酸麻、咳嗽等。

【定位】肩胛冈内侧端上缘凹陷中，约当臑俞与第 2 胸椎棘突连线的中点。前倾坐位或俯卧位，于肩胛冈上窝内侧端取穴。

【灸法】艾炷灸或温针灸 3 ~ 5 壮，艾条灸 10 ~ 20 分钟。

14. 肩外俞

【功效主治】舒筋活络，散风止痛。如肩背酸痛、颈项强急、上肢冷痛。

【定位】背部，第 1 胸椎棘突旁开 3 寸。前倾坐位或俯卧位，在第 1 胸椎棘突下，横平肩胛骨内侧缘的垂直线上取穴。

【灸法】艾炷灸 3 ~ 5 壮，艾条灸 10 ~ 15 分钟。

15. 肩中俞

【功效主治】舒筋活络，散风止痛。如肩背酸痛、颈项强急、上肢冷痛。

【定位】背部，第 7 颈椎棘突旁开 2 寸。前倾坐位或俯卧位，在第 7 颈椎棘突下，肩胛骨上角的内侧取穴。

【灸法】艾炷灸 3 ~ 5 壮，艾条温和灸 10 ~ 15 分钟。

16. 天窗

【功效主治】利咽聪耳，祛风定志。如咽喉肿痛、暴喑不能言、耳聋、耳鸣、癫狂、中风、肩背酸痛、颈项强急、上肢冷痛等。

【定位】下颌角后方，胸锁乳突肌后缘。正坐或平卧位，平甲状软骨与舌骨肌之间的廉泉穴，与胸锁乳突肌后缘处。

【灸法】艾炷灸 3 ~ 5 壮，艾条灸 5 ~ 10 分钟。不宜瘢痕灸。

17. 天容

【功效主治】利咽聪耳，清热降逆。如咽喉肿痛、耳聋、耳鸣、颊肿、头项痛肿、咽中如梗、瘿气、呕逆。

【定位】下颌角后方，胸锁乳突肌前缘凹陷处。正坐或仰卧位，平下颌角，在胸锁乳突肌停止部前缘，二腹肌后腹的下缘处取穴。

【灸法】艾炷灸 1 ~ 3 壮，艾条灸 5 ~ 10 分钟。不宜瘢痕灸。

18. 颧髎

【功效主治】清热消肿，祛风通络。如面部疾患。

【定位】眼外角直下，颧骨下缘凹陷中。正坐或仰卧位，于颧骨下缘水平线与目外眦垂线之交点处，约与迎香同高处。

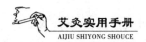

【灸法】艾炷灸 2 ~ 3 壮, 艾条温和灸 5 ~ 10 分钟。美容除皱, 则温灸至皮肤温热舒适, 每日 1 次, 每月 20 次。

19. 听宫

【功效主治】宣通耳窍, 宁神定志。如耳部疾患、口齿疾患、神志疾患、腰痛。

【定位】耳屏和下颌关节之间, 张口时出现凹陷的地方。正坐或仰卧位, 微张口, 于耳屏前缘与下颌骨髁突后缘之间凹陷处。

【灸法】温针灸 3 ~ 5 壮, 艾条灸 10 ~ 30 分钟或药物天灸。

第八节　足太阳膀胱经常用腧穴

本经左右两侧共 134 穴, 本经腧穴主治头面、项背、下肢部病症以及神志病、脏腑病等。本经体表循行线, 起于大眼角的睛明穴, 上行过额至巅顶, 行项后、后背、大腿后外侧、小腿后侧至小趾外侧的至阴穴, 是人体最长、穴位最多的一条经脉。

1. 睛明

【功效主治】明目退翳, 祛风清热。如眼科疾患、急性腰扭伤、坐骨神经痛等。

【定位】内眼角向上 0.1 寸, 靠近眼眶骨内缘处。

【灸法】艾炷灸 3 ~ 5 壮, 艾条灸 5 ~ 10 分钟。

2. 攒竹

【功效主治】清热散风, 活络明目。如神经系统疾患、五官科系统疾患、腰背扭伤、呃逆。

【定位】眉毛内侧端, 眶上切迹处。

【灸法】艾炷灸 3 ~ 5 壮, 艾条灸 5 ~ 10 分钟。

3. 眉冲

【功效主治】明目安神, 祛风通络。如眩晕、头痛、鼻塞、目视不明。

【定位】眉头直上入发际 0.5 寸处。正坐仰靠或仰卧位, 于神庭穴平线与攒竹穴垂线之交点处。

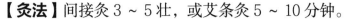

【灸法】间接灸 3 ~ 5 壮，或艾条灸 5 ~ 10 分钟。

4. 曲差

【功效主治】清头明目，通窍安神。如头痛、鼻塞、鼻衄。

【定位】头部，前发际正中直上 0.5 寸，旁开 1.5 寸。正坐仰靠或仰卧位，于神庭与头维连线的内 1 / 3 与中 1 / 3 交点上。

【灸法】间接灸 3 ~ 5 壮，艾条灸 5 ~ 10 分钟。

5. 五处

【功效主治】清头明目，泄热息风。如小儿惊风、头痛、目眩、目视不明。

【定位】头部，前发际正中直上 1 寸，旁开 1.5 寸。正坐仰靠先取曲差，于其直上 0.5 寸。

【灸法】间接灸 3 ~ 5 壮，艾条灸 5 ~ 10 分钟。

6. 承光

【功效主治】清头散风，明目通窍。如头痛、目痛、目眩、目视不明等。

【定位】头部，前发际正中直上 2.5 寸，旁开 1.5 寸。正坐或仰卧位，先取曲差，于其直上 2 寸处。

【灸法】间接灸 3 ~ 5 壮，艾条灸 5 ~ 10 分钟。

7. 通天

【功效主治】宣肺利鼻，散风清热。如头痛、头重。

【定位】头部，前发际正中直上 4 寸，旁开 1.5 寸。正坐仰靠位，先取曲差，于其后 4 寸处；或先取百会，在百会旁开 1.5 寸，再向前 1 寸处。

【灸法】间接灸 3 ~ 5 壮，艾条灸 5 ~ 10 分钟。

8. 络却

【功效主治】祛风清热，明目通窍。如口喝、眩晕、癫狂、痫证、鼻塞、目视不明、项肿、瘿瘤。

【定位】头部，前发际正中直上 5.5 寸，旁开 1.5 寸。正坐或仰卧位，先取百会，在百会旁开 1.5 寸，再向后 0.5 寸处。

【灸法】间接灸 3 ~ 5 壮，艾条灸 5 ~ 10 分钟。

9. 玉枕

【功效主治】开窍明目，通经活络。如头痛、恶风寒、鼻塞、目痛、近视。

【定位】头部，枕外粗隆上缘中点旁开 1.3 寸。正坐或俯卧位，先取枕

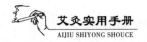
外粗隆上缘凹陷处的脑户穴，脑户穴旁开1.3寸处。

【灸法】间接灸3～5壮，艾条灸5～10分钟。

10. 天柱

【功效主治】强筋骨，安神志，清头目。如头痛、头昏、项强、鼻塞。

【定位】项部，横平第2颈椎棘突上缘斜方肌外缘凹陷处。正坐低头或俯卧位，先取哑门，再旁开1.3寸，当斜方肌外侧取穴。

【灸法】艾炷灸3～5壮，艾条灸5～10分钟。

11. 大杼

【功效主治】清热散风，强健筋骨。如项背疾患、胸肺疾患、头面疾患、中风、癫痫、虚劳。

【定位】第1胸椎棘突下，旁开1.5寸。正坐低头或俯卧位，于第1胸椎棘突下，先取陶道穴，旁开1.5寸处。

【灸法】艾炷灸5～7壮，艾条灸10～20分钟。

12. 风门

【功效主治】益气固表，祛风解表，泄胸中热。如外感、肺部疾患、项背部疾患、呕吐、黄疸、水肿、角弓反张。

【定位】第2胸椎棘突下，旁开1.5寸。

【灸法】艾炷灸5～9壮，艾条灸10～20分钟或药物天灸。强身保健则温灸至局部皮肤温热舒适或稍见红晕为度，每日1次，每月20次，可预防中风；或隔姜灸3～5壮，每日1次，每月20次，可预防感冒。

13. 肺俞

【功效主治】清热解表，宣理肺气。如胸肺疾患、背部疾患、皮肤病、眩晕、呕吐、黄疸、癫狂。

【定位】第3胸椎棘突下，旁开1.5寸。

【灸法】艾炷灸5～9壮，艾条灸10～20分钟或药物天灸。强身保健则采用隔姜灸3～5壮或温灸至皮肤稍见红晕，每日1次，每月20次，或累计灸百余壮。

14. 厥阴俞

【功效主治】理气活血，清心宁志。如心脏疾患、肺胸疾患、嗳气呕吐、肩胛酸痛。

【定位】第 4 胸椎棘突下，旁开 1.5 寸。

【灸法】艾炷灸 5 ～ 9 壮，艾条灸 10 ～ 20 分钟。

15. 心俞

【功效主治】调气血，通心络，宁心神。如心胸疾患、神志疾患、胃肠疾患、循行疾患、梦遗、盗汗、溲浊。

【定位】第 5 胸椎棘突下，旁开 1.5 寸。

【灸法】艾炷灸 5 ～ 9 壮，艾条灸 10 ～ 20 分钟或药物天灸。强身保健则温灸至皮肤温热舒适，每日 1 次，每月 20 次。

16. 督俞

【功效主治】理气活血，强心通脉。如心痛、腹痛、腹胀、肠鸣、呃逆。

【定位】背部，第六胸椎棘突下，旁开 1.5 寸。

【灸法】艾炷灸 5 ～ 7 壮，艾条灸 10 ～ 20 分钟。

17. 膈俞

【功效主治】理气降逆，活血通络。如血证、心胸疾患、脾胃疾患、肺系疾患、皮肤病。

【定位】第 7 胸椎棘突下，旁开 1.5 寸。

【灸法】艾炷灸 5 ～ 9 壮，艾条灸 10 ～ 20 分钟或药物天灸。强身保健则温灸至皮肤温热舒适，每日 1 次，每月 20 次，治血液病多采用累计灸法。

18. 肝俞

【功效主治】疏肝理气，利胆解郁。如肝胆疾患、神志疾患、眼病、血证、经筋病、妇人疾患、头痛、眩晕。

【定位】第 9 胸椎棘突下，旁开 1.5 寸。

【灸法】艾炷灸 5 ～ 9 壮，艾条灸 10 ～ 20 分钟。长期灸肝俞穴可预防贫血和失眠症。

19. 胆俞

【功效主治】疏肝利胆，养阴清热，和胃降逆。如肝胆疾患、胸胁疾患、肺痨、潮热、头痛振寒、惊悸不寐。

【定位】第 10 胸椎棘突下，旁开 1.5 寸。

【灸法】艾炷灸 5 ～ 9 壮，艾条灸 10 ～ 20 分钟。强身保健则温灸至局部温热舒适，每日 1 次，每月 20 次，治疗胆病则多采用累计灸法。

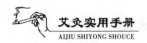
20. 脾俞

【功效主治】健脾统血，和胃益气。如脾胃肠疾患、血证、消渴。

【定位】第 11 胸椎棘突下，旁开 1.5 寸。

【灸法】艾炷灸 5 ～ 9 壮，艾条灸 10 ～ 20 分钟。强身保健则温灸至局部温热舒适，每日 1 次，每月 20 次，或采用累计灸百余壮。

21. 胃俞

【功效主治】和胃健脾，消食利湿。如胃脘痛、反胃、呕吐、肠鸣、泄泻、痢疾、小儿疳积。

【定位】第 12 胸椎棘突下，旁开 1.5 寸。

【灸法】艾炷灸或温针灸 5 ～ 9 壮，艾条灸 10 ～ 20 分钟。强身保健则温灸至局部温热舒适，每日 1 次，每月 20 次或采用累计灸法。

22. 三焦俞

【功效主治】调三焦，利水道，益元气，强腰膝。如水肿、小便不利、遗尿、腹水、肠鸣泄泻。

【定位】第 1 腰椎棘突下，旁开 1.5 寸。

【灸法】艾炷灸或温针灸 5 ～ 9 壮，艾条灸 10 ～ 20 分钟。强身保健则温灸至局部温热舒适，每日 1 次，每月 20 次或采用累计灸法。

23. 肾俞

【功效主治】益肾强腰，壮阳利水，明目聪耳。如遗精、阳痿、月经不调、白带、不孕、遗尿、小便不利、水肿、腰膝酸痛、目昏、耳鸣、耳聋。

【定位】第 2 腰椎棘突下，旁开 1.5 寸。俯卧位，先取脐相对应的命门穴，再于命门穴旁 1.5 寸处。

【灸法】艾炷灸或温针灸 5 ～ 9 壮，艾条灸 10 ～ 20 分钟或药物天灸。强身保健则瘢痕灸，每年 1 次，或隔附子饼灸 5 ～ 7 壮，或温灸皮肤稍见红晕。每日 1 次，每月 20 次，或累计百余灸。

24. 气海俞

【功效主治】补肾壮阳，行气活血。如痛经、痔瘘、腰痛、腿膝不利。

【定位】第 3 腰椎棘突下，旁开 1.5 寸。

【灸法】艾炷灸或温针灸 5 ～ 9 壮，艾条灸 10 ～ 20 分钟。强身保健则温灸至皮肤稍见红晕为度，每日 1 次，每月 20 次。

25. 大肠俞

【功效主治】疏调肠胃，理气化滞。如腹痛、腹胀、泄泻、肠鸣、便秘、痢疾、腰脊强痛。

【定位】第4腰椎棘突下，旁开1.5寸。

【灸法】艾炷灸或温针灸5~9壮，艾条灸10~20分钟或药物天灸。强身保健则温灸至皮肤稍见红晕为度，每日1次，每月20次。

26. 关元俞

【功效主治】培元固本，调理下焦。如腹胀、泄泻、小便不利、遗尿、腰痛。

【定位】第5腰椎棘突下，旁开1.5寸。

【灸法】艾炷灸或温针灸5~9壮，艾条温和灸10~20分钟。强身保健则温灸至皮肤稍见红晕为度，每日1次，每月20次。

27. 小肠俞

【功效主治】清热利湿，通调二便。如痢疾、泄泻、疝气、痔疾。

【定位】第1骶椎棘突下，旁开1.5寸。俯卧位，平第1骶后孔后正中线旁开1.5寸处。

【灸法】艾炷或温针灸5~7壮，艾条灸10~20分钟。

28. 膀胱俞

【功效主治】清热利尿，培补下元。如小便赤涩、癃闭、遗尿、遗精。

【定位】第2骶椎棘突下，旁开1.5寸。俯卧位，平第2骶后孔后正中线旁开1.5寸处。

【灸法】艾炷灸或温针灸5~7壮，艾条灸10~20分钟。强身保健则温灸至皮肤稍见红晕为度，每日1次，每月20次。

29. 中膂俞

【功效主治】温阳理气，清热散寒。如腰脊强痛、消渴、疝气、痢疾。

【定位】骶部，横平第3骶后孔，骶正中嵴旁开1.5寸。俯卧位，平第3骶后孔后正中线旁开1.5寸处。

【灸法】艾炷灸或温针灸3~5壮，艾条灸5~10分钟。

30. 白环俞

【功效主治】温阳理气，清热散寒。如腰脊强痛，消渴，疝气，痢疾。

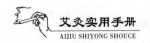

【定位】骶部，横平第 4 骶后孔，骶正中嵴旁开 1.5 寸。俯卧位，平第 4 骶后孔后正中线旁开 1.5 寸处。

【灸法】艾炷灸或温针灸 3 ~ 5 壮，艾条灸 5 ~ 10 分钟。

31．上髎

【功效主治】补益下焦，清热利湿。如月经不调、带下、遗精、阳痿、阴挺、二便不利、腰骶痛、膝软。

【定位】正对第 1 骶后孔中。俯卧位，食指尖按在小肠俞与后正中线之间，小指按在尾骨上方小黄豆大圆骨突起（骶角）的上方，中指与无名指等距离分开按放，各指尖所到之处：食指尖为上髎，中指尖为次髎，无名指尖为中髎，小指尖为下髎。

【灸法】艾炷灸或温针灸 3 ~ 5 壮，艾条灸 5 ~ 10 分钟。

32．次髎

【功效主治】补益下焦，清热利湿。如月经不调、带下、遗精、阳痿、阴挺、二便不利、腰骶痛、膝软。

【定位】第 2 骶后孔处。

【灸法】艾炷灸或温针灸 3 ~ 5 壮，艾条灸 5 ~ 10 分钟。

33．中髎

【功效主治】补益下焦，清热利湿。如月经不调、带下、遗精、阳痿、阴挺、二便不利、腰骶痛、膝软。

【定位】正对第 3 骶后孔中。

【灸法】艾炷灸或温针灸 3 ~ 5 壮，艾条灸 5 ~ 10 分钟。

34．下髎

【功效主治】补益下焦，清热利湿。如月经不调、带下、遗精、阳痿、阴挺、二便不利、腰骶痛、膝软。

【定位】第 4 骶后孔处。

【灸法】艾炷灸或温针灸 3 ~ 5 壮，艾条灸 5 ~ 10 分钟。

35．会阳

【功效主治】清热利湿，理气升阳。如泄泻、痢疾、痔疾、便血、阳痿、带下。

【定位】骶部，尾骨端旁开 0.5 寸。跪伏位取穴。

【灸法】艾炷灸或温针灸 3 ~ 5 壮，艾条灸 5 ~ 10 分钟。

36. 承扶

【功效主治】舒筋活络，通调二便。如腰、骶、臀、股部疼痛，下肢瘫痪，痔疮。

【定位】大腿后面，臀下横纹的中点处。

【灸法】艾炷灸或温针灸 5 ~ 9 壮，艾条灸 10 ~ 20 分钟。

37. 殷门

【功效主治】舒筋通络，强健腰腿。如腰、骶、臀、股部疼痛，下肢瘫痪。

【定位】臀下横纹正中直下 6 寸。

【灸法】艾炷灸或温针灸 5 ~ 7 壮，艾条灸 10 ~ 20 分钟。

38. 浮郄

【功效主治】通经活络，舒筋利节。如腰、骶、臀、股部疼痛，腘筋挛急，下肢瘫痪。

【定位】腘横纹外侧，委阳上 1 寸，股二头肌肌腱内侧。俯卧位，先取腘窝正中外 1 寸的委阳穴，于其直上 1 寸，股二头肌腱内侧取穴。

【灸法】艾炷灸或温针灸 3 ~ 5 壮，艾条灸 5 ~ 10 分钟。

39. 委阳

【功效主治】通利二焦，舒筋通络。如小便淋沥、癃闭、便秘。

【定位】腿弯横纹外侧端，股二头肌肌腱内缘。俯卧位，先取腘窝正中的委中穴，向外 1 寸处。

【灸法】艾炷灸或温针灸 3 ~ 5 壮，艾条灸 10 ~ 20 分钟。

40. 委中

【功效主治】清暑泄热，凉血解毒，醒脑安神，舒筋活络。如皮肤疾患、肠胃疾患、本经所过部位疾患。

【定位】膝弯正中央的横纹上，两条大筋的中间。俯卧位，在腘横纹中点，当股二头肌腱与半肌腱的中间处。

【灸法】艾炷灸或温针灸 5 ~ 7 壮，艾条灸 10 ~ 20 分钟。

41. 附分

【功效主治】祛风散邪，疏通活络。如肩背拘急疼痛、颈项强痛、肘臂麻木疼痛。

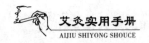
【定位】背部，第2胸椎棘突下，旁开3寸。

【灸法】艾炷灸3～5壮，艾条温灸5～10分钟。

42. 魄户

【功效主治】补肺滋阴，下气降逆。如肺痨、咳嗽、气喘、项强、肩背痛。

【定位】第3胸椎棘突下，旁开3寸。

【灸法】艾炷灸3～5壮，艾条灸5～10分钟。

43. 膏肓

【功效主治】补虚益损，调理肺气。如肺痨、咳嗽、气喘、盗汗、健忘、遗精、完谷不化。

【定位】第4胸椎棘突下，旁开3寸。

【灸法】艾炷灸7～15壮，艾条灸20～30分钟或药物天灸。强身保健多采用瘢痕灸，每年1次；或灸至局部温热舒适，每日1次，每月20次。

44. 神堂

【功效主治】宁心安神，活血通络。如心胸疾患、神志疾患、胃肠疾患、本经所过部位疾患、梦遗、盗汗、溲浊。

【定位】第5胸椎棘突下，旁开3寸。

【灸法】艾炷灸5～9壮，艾条灸10～20分钟。

45. 譩譆

【功效主治】止咳平喘，通窍活络。如咳嗽、气喘、肩背痛、季肋痛。

【定位】背部，第6胸椎棘突下，旁开3寸。

【灸法】艾炷灸3～5壮，艾条灸5～10分钟。

46. 膈关

【功效主治】理气宽胸，和胃降逆。如饮食不下、呕吐嗳气、胸中噎闷、脊背强痛。

【定位】第7胸椎棘突下，旁开3寸。俯卧位，先取约与肩胛骨下角平齐的至阳穴，于至阳穴旁开3寸处。

【灸法】艾炷灸3～5壮，艾条灸5～10分钟。

47. 魂门

【功效主治】疏肝理气，健脾和胃。如胸胁胀痛、饮食不下、呕吐、肠鸣泄泻、背痛。

【定位】背部，第9胸椎棘突下，旁开3寸。

【灸法】艾炷灸5～7壮，艾条灸5～10分钟。

48. 阳纲

【功效主治】清热利胆，和中化滞。如泄泻、黄疸、腹痛、肠鸣、消渴。

【定位】第10胸椎棘突下，旁开3寸。

【灸法】艾炷灸3～5壮，艾条灸5～10分钟。

49. 意舍

【功效主治】清热利湿，健脾和胃。如泄泻、腹胀、呕吐、纳呆。

【定位】第11胸椎棘突下，旁开3寸。

【灸法】艾炷灸5～7壮，艾条灸10～15分钟。

50、胃仓

【功效主治】消积导滞，健脾和胃。如胃痛、小儿积食、水肿、腹胀、脊背痛。

【定位】背部，第12胸椎棘突下，旁开3寸。

【灸法】艾炷灸3～5壮，艾条灸10～30分钟。

51. 肓门

【功效主治】调理肠胃，化滞消痞。如痞块、妇女乳疾、上腹痛、便秘等。

【定位】腰部，第1腰椎棘突下，旁开3寸。

【灸法】艾炷灸或温针灸3～5壮，艾条灸5～10分钟。

52. 志室

【功效主治】补肾益精，调经止带，利湿通淋，强壮腰膝。如遗精、阳痿、阴痛水肿、小便不利、腰脊强痛。

【定位】第2腰椎棘突下，旁开3寸。

【灸法】艾炷灸或温针灸5～9壮，艾条灸10～20分钟。强身保健则温灸至皮肤温热舒适，每日1次，每月20次，或累计灸百余壮。

53. 胞肓

【功效主治】补肾壮腰，舒筋活络。如小便不利、腰脊痛、腹胀、肠鸣、便秘。

【定位】第2骶正中山脊旁开3寸，平第2骶后孔。俯卧位，在臀部、平第2骶后孔，骶正中嵴旁开3寸处。

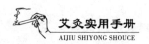

【灸法】艾炷灸或温针灸3～5壮，艾条灸5～10分钟。

54. 秩边

【功效主治】舒筋活络，强健腰膝，疏调下焦。如腰骶痛、下肢痿痹、痔疾、大便不通、小便不利。

【定位】骶正中山脊旁开3寸。俯卧位，与骶管裂孔相平，后正中线旁开3寸处。

【灸法】艾炷灸或温针灸5～9壮，艾条灸10～20分钟。

55. 合阳

【功效主治】活血调经，疏经通络，强健腰膝。如腰脊痛、下肢酸痛、痿痹、崩漏、带下。

【定位】小腿后面，委中与承山连线上，委中直下2寸处。俯卧或正坐垂足位，于腘窝横纹中点，委中穴直下2寸处。

【灸法】艾炷灸或温针灸5～9壮，艾条灸10～20分钟。

56. 承筋

【功效主治】通调大便，疏经通络，强健腰膝。如小腿痛、腰脊拘急、转筋、痔疮。

【定位】腓肠肌肌腱中央略有凹陷处。俯伏或正坐垂足，于腓肠肌腹中央，委中下5寸处。

【灸法】艾炷灸或温针灸5～7壮，艾条灸10～20分钟。

57. 承山

【功效主治】舒筋活络，调理肠腑。如痔疮、便秘、脱肛、癫疾、鼻衄、疝气、腰背痛、腿痛。

【定位】小腿后腓肠肌两肌腹之间凹陷的顶端。俯卧位，下肢伸直，足趾挺而向上，其腓肠肌部出现人字陷纹，从其尖下取穴。

【灸法】艾炷灸或温针灸5～7壮，艾条灸10～20分钟。

58. 飞扬

【功效主治】舒筋活络，清热消肿。如头项疾患、腰腿疾患、寒疟、痔疮、癫狂。

【定位】小腿后面，昆仑直上7寸，承山外下方1寸处。正坐垂足取穴。

【灸法】艾炷灸或温针灸3～5壮，艾条灸5～10分钟。

59. 跗阳

【功效主治】通经活络，清热散风。如本经所过部位疾患。

【定位】外踝与跟腱之间的凹陷中。正坐垂足或俯卧位，于外踝尖与跟腱连线中点的昆仑穴直上 3 寸处。

【灸法】艾炷灸或温针灸 3 ~ 5 壮，艾条灸 5 ~ 10 分钟。

60. 昆仑

【功效主治】疏经活络，清头明目。如头面疾患、本经所过部位疾患、惊痫、难产、疟疾。

【定位】外踝尖和跟腱之间的凹陷中。正坐垂足着地或俯卧取穴。

【灸法】艾炷灸或温针灸 5 ~ 9 壮，艾条灸 10 ~ 20 分钟。

61. 仆参

【功效主治】舒筋骨，利腰腿。如下肢痿弱、足跟痛、腿痛转筋、脚气、膝肿、癫痫。

【定位】足外侧，昆仑直下，跟骨外侧，赤白肉际处。正坐、垂足着地或俯卧位取穴。

【灸法】艾炷灸 3 ~ 5 壮，艾条灸 5 ~ 10 分钟。

62. 申脉

【功效主治】活血理气，宁志安神。如神志疾患、头面五官疾患。

【定位】外踝正下方凹陷中。正坐垂足着地或仰卧位，在外踝直下 0.5 寸处取穴，前后有筋，上有踝骨，下有软骨，其穴居中。

【灸法】艾炷灸 3 ~ 5 壮，艾条灸 5 ~ 10 分钟。

63. 金门

【功效主治】通经活络，清脑安神。如头面疾患、神志疾患、本经所过部位疾患。

【定位】足外侧，外踝前缘直下，骰骨下缘凹陷中。正坐垂足着地或仰卧，于申脉穴前下方 0.5 寸，骰骨外侧中凹陷。

【灸法】艾炷灸 3 ~ 5 壮，艾条灸 5 ~ 10 分钟。

64. 京骨

【功效主治】清热散风，宁心安神。如头目疾患、背腰疾患、下肢疾患、神志疾患、心痛、腹满、泄泻、便血、疟疾。

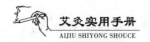

【定位】足外侧，第5跖骨粗隆下方凹陷的赤白肉际处。

【灸法】艾炷灸3～7壮，艾条灸5～10分钟。

65. 束骨

【功效主治】通经活络，清热散风。如头目疾患、精神疾患、本经所过部位疾患。

【定位】足外侧，第5跖趾关节后缘，赤白肉际处。

【灸法】艾炷灸3～5壮，艾条灸5～10分钟。

66. 足通谷

【功效主治】疏通经气，安神益智。如头项疾患、本经所过部位疾患、热病汗不出、咳喘、胸满。

【定位】足外侧，第5跖趾关节前缘，赤白肉际处。

【灸法】艾炷灸3～5壮，艾条灸5～60分钟。

67. 至阴

【功效主治】活血理气，正胎催产，清头明目。如头面部疾患、胎产疾患、本经所过部位疾患。

【定位】足小趾外侧，趾甲角旁0.1寸处。正坐垂足着地或仰卧位，于足小趾爪甲外侧缘与基底部各作一线，两线交点处。

【灸法】艾炷灸3～5壮，艾条灸10～20分钟。

（肖艳艳）

第九节　足少阴肾经常用腧穴

本经左右两侧共54穴，本经腧穴主治妇科病，前阴病，肾、肺、咽喉病和经脉循行所经过部位的病症。体表循行线，起于足小趾之下，斜向足心，沿足心及下肢内侧后缘上行，过腹达胸。

1. 涌泉

【功效主治】滋阴益肾，平肝息风，醒脑开窍。如神志疾患、头面五官疾患、胸肺疾患、前阴疾患、本经所过部位疾患。

【定位】足掌心前1／3和后2／3交界处。仰卧或俯卧位，五趾跖屈，屈足掌，当足底掌心前面正中凹陷处。

【灸法】艾炷灸3～5壮，艾条灸5～10分钟或药物天灸。

2. 然谷

【功效主治】滋阴补肾，清热利湿。如月经不调、胸胁胀满。

【定位】足舟骨粗隆下缘凹陷中。正坐或仰卧，于内踝前下方，舟骨粗隆前下方凹陷处。

【灸法】艾炷灸或温针灸3～5壮，艾条灸5～10分钟。

3. 太溪

【功效主治】滋阴益肾，培元固本。如肾脏疾患、妇人疾患、胸肺疾患、神志疾患、五官疾患、本经所过部位的疾患、虚劳、脱症、脱发、咯血、消渴。

【定位】内踝后缘与跟腱内侧的中间，与内踝尖平齐处。

【灸法】艾炷灸或温针灸3～5壮，艾条灸5～10分钟。

4. 大钟

【功效主治】利水消肿，益肾调经，清热安神。如咽喉疾患、胸肺疾患、心神疾患、肾脏疾患、本经所过部位疾患、嗜卧等。

【定位】足内侧，内踝后下方，跟骨上缘，当跟腱附着处前缘凹陷处。

【灸法】艾炷灸或温针灸3～5壮，艾条灸5～10分钟。

5. 水泉

【功效主治】利水消肿，活血调经。如妇人疾患、肾脏疾患、本经所过部位疾患。

【定位】内踝与跟腱之间的凹陷处直下1寸。

【灸法】艾炷灸3～5壮，艾条灸5～10分钟。

6. 照海

【功效主治】滋阴调经，息风止痉，利咽安神。如头面五官疾患、胸腹疾患、泌尿生殖疾患、神志疾患。

【定位】内踝下缘的凹陷处。

【灸法】艾炷灸3～5壮，艾条灸5～10分钟。

7. 复溜

【功效主治】发汗解表，温阳利水。如肾脏疾患、汗液疾患。

【定位】太溪穴直上2寸。

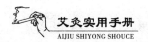

【灸法】艾炷灸或温针灸 3 ~ 5 壮，艾条灸 10 ~ 15 分钟、或药物天灸。

8. 交信

【功效主治】益肾调经，清热利尿。如妇女疾患、肝肾疾患、本经所过部位疾患、泄泻、大便难、赤白痢等。

【定位】内踝与跟腱之间的凹陷处上 2 寸，胫骨后缘，复溜前 0.5 寸。

【灸法】艾炷灸或温针灸 3 ~ 5 壮，艾条灸 10 ~ 15 分钟。

9. 筑宾

【功效主治】调补肝肾，清热利湿。如神志疾患、少腹疾患、本经所过部位疾患。

【定位】内踝与跟腱间的凹陷处直上 5 寸。正坐或仰卧位，先取太溪，直上 5 寸，胫骨内侧面后缘约 2 寸处。

【灸法】艾炷灸或温针灸 3 ~ 5 壮，艾条灸 5 ~ 10 分钟。

10. 阴谷

【功效主治】益肾助阳，理气止痛。如少腹、前阴、肝肾疾患，少腹疼痛，小便不利，疝痛，遗精，阴囊湿痒，带下，经闭。

【定位】半屈膝，膝弯横纹内侧头上。正坐屈膝，从腘横纹内侧端，按取两筋之间。

【灸法】艾炷灸或温针灸 3 ~ 5 壮，艾条灸 5 ~ 10 分钟。

11. 横骨

【功效主治】涩精举阳，通利下焦。如腹胀、腹痛、泄泻、便秘。

【定位】脐中下 5 寸，旁开 0.5 寸。仰卧位，先取腹白线上耻骨联合上缘的曲骨，再于旁开 0.5 寸取穴。

【灸法】艾炷灸或温针灸 3 ~ 5 壮，艾条灸 10 ~ 15 分钟。

12. 大赫

【功效主治】涩精止带，调经止痛。如遗精、月经不调、子宫脱垂、痛经、不孕、带下。

【定位】脐中下 4 寸，旁开 0.5 寸。仰卧位，先取腹白线上耻骨联合上缘上 1 寸的中极，再于旁开 0.5 寸取穴。

【灸法】艾炷灸或温针灸 3 ~ 5 壮，艾条灸 5 ~ 10 分钟。

13. 气穴

【功效主治】止泄泻，理下焦，调冲任，益肾气，如妇科系统疾病、泌尿生殖系统疾病。

【定位】脐中下 3 寸，旁开 0.5 寸。

【灸法】艾炷灸或温针灸 3 ~ 5 壮，艾条灸 5 ~ 10 分钟。

14. 四满

【功效主治】理气健脾，调经止泻，清热利湿。如妇科系统疾病、泌尿生殖系统疾病、消化系统疾病。

【定位】下腹部，脐中下 2 寸，前正中线旁开 0.5 寸。

【灸法】艾炷灸 3 ~ 5 壮，艾条灸 5 ~ 10 分钟。

15. 中注

【功效主治】通便止泻，泄热调经，行气止痛。如腹胀、呕吐、泄泻、痢疾。

【定位】脐下 1 寸，旁开 0.5 寸。仰卧位，先取脐中直下 1 寸的阴交，再于旁开 0.5 寸处。

【灸法】艾炷灸或温针灸 3 ~ 5 壮，艾条灸 5 ~ 10 分钟。

16. 肓俞

【功效主治】通便止泻，理气止痛。如腹痛绕脐、腹胀、呕吐、泄泻、痢疾、便秘。

【定位】脐中旁开 0.5 寸。

【灸法】艾炷灸或温针灸 3 ~ 5 壮，艾条灸 5 ~ 10 分钟。

17. 商曲

【功效主治】理气调肠，和中化湿。如腹痛绕脐、腹胀、呕吐、泄泻、痢疾、便秘。

【定位】上腹部，脐中上 2 寸，前正中线旁开 0.5 寸。

【灸法】艾炷灸或温针灸 3 ~ 5 壮，艾条灸 5 ~ 10 分钟。

18. 石关

【功效主治】滋阴清热，和中化滞。如经闭、带下、妇人产后恶露不止、阴门瘙痒。

【定位】上腹部，脐中上 3 寸，前正中线旁开 0.5 寸。

【灸法】艾炷灸 5 壮，艾条灸 5 ~ 10 分钟。

19. 阴都

【功效主治】调肠胃，理气血。如腹胀、腹鸣、腹痛、便秘、妇人不孕。

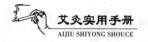
【定位】上腹部，脐中上4寸，前正中线旁开0.5寸。

【灸法】艾炷灸3~5壮，艾条灸5~10分钟。

20、腹通谷

【功效主治】清心益肾，降逆止呕。如腹痛、腹胀、呕吐、胸痛、心痛、心悸。

【定位】上腹部，脐中上5寸，前正中线旁开0.5寸。

【灸法】艾炷灸3~5壮，艾条灸5~10分钟。

21. 幽门

【功效主治】调理肠胃，通乳消痈。如腹痛、呕吐、消化不良、泄泻、痢疾。

【定位】上腹部，脐中上6寸，前正中线旁开0.5寸。

【灸法】艾炷灸3~5壮，艾条灸5~10分钟。

22. 步廊

【功效主治】止咳平喘，补肾纳气。如咳嗽、哮喘、腹痛、呕吐、消化不良、泄泻、痢疾、乳汁缺乏、胸痛、乳痈、妊娠呕吐。

【定位】胸部，第5肋间隙，前正中线旁开2寸。仰卧位，于胸骨中线与锁骨中线之间的中点，当第5肋间隙中取穴。

【灸法】艾炷灸3~5壮，艾条灸5~10分钟。

23. 神封

【功效主治】通乳消痈，利气降逆，止咳平喘。如咳嗽、哮喘、呕吐、胸痛、乳痈。

【定位】胸部，第4肋间隙，前正中线旁开2寸。

【灸法】艾炷灸3~5壮，艾条灸5~10分钟。

24. 灵墟

【功效主治】宽胸理气，清热降逆。如咳嗽、哮喘、胸痛、乳痈。

【定位】胸部，第3肋间隙，前正中线旁开2寸。

【灸法】艾炷灸3~5壮，艾条灸5~10分钟。

25. 神藏

【功效主治】止咳平喘，宽胸理气。如咳嗽、哮喘、呕吐、胸痛、心烦、妊娠呕吐。

【定位】胸部，第2肋间隙，前正中线旁开2寸。

【灸法】艾炷灸3～5壮，艾条灸5～10分钟。

26. 或中

【功效主治】止咳平喘，降逆止呕。如咳嗽、胸闷、哮喘、呕吐、胸胁胀满。

【定位】胸部，第1肋间隙，前正中线旁开2寸。

【灸法】艾炷灸3～5壮，艾条灸5～10分钟。

27. 俞府

【功效主治】止咳平喘，理气降逆。如咳嗽、哮喘、呕吐、胸胁胀满、不嗜食。

【定位】胸部，锁骨下缘，前正中线旁开2寸。

【灸法】艾炷灸3～5壮，艾条灸5～10分钟。

第十节　手厥阴心包经常用腧穴

本经左右两侧共18穴，本经腧穴主治心、胸、胃、神志病和经脉循行所经过部位的病症。体表循行线，由胸侧乳头外1寸的天池穴，上行至腋，再沿上肢内侧中线下行，终于中指端。它的支脉，从掌中分出，沿无名指出于末端，接手少阳三焦经。

1. 天池

【功效主治】活血化瘀，化痰散结，理气宽胸。如咳嗽、哮喘、胸痛胸闷、乳痈、腋肿。

【定位】胸部第4肋间隙，前正中线旁开5寸。仰卧位，先定第4肋间隙，然后于乳头中点外开1寸处；妇女应于第4肋间隙，锁骨中线向外1寸处。

【灸法】艾炷灸3～5壮，艾条温灸5～10分钟。

2. 天泉

【功效主治】通络活血，理气止痛。如胸背痛、胸胁胀满等。

【定位】臂前区，腋前纹头下2寸，肱二头肌的长、短头之间。伸臂仰掌，于腋前皱襞上端与肘横纹上的曲泽连成直线，在肘横纹上7寸处。

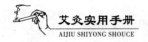

【灸法】艾炷灸或温针灸3～5壮，艾条灸5～10分钟。

3. 曲泽

【功效主治】清暑泄热，补益心气，活络通经。如心悸、心烦、口干、呕吐、胃痛、上肢颤动等。

【定位】肘前区，肘横纹上，肱二头肌腱的尺侧缘凹陷处。仰掌，微屈肘，在肘横纹中，肱二头肌腱的尺侧，避开血管取穴。

【灸法】艾炷灸或温针灸3～5壮，艾条灸5～10分钟。

4. 郄门

【功效主治】理气止痛，清营止血，宁心安神。如心痛、心悸、咯血、呕血、癫狂等。

【定位】腕横纹上5寸，两筋之间。仰掌微屈腕，先取腕横纹中点之大陵，其上5寸处掌长肌腱与桡侧腕肌腱之间取穴。

【灸法】艾炷灸或温针灸3～5壮，艾条灸10～20分钟。

5. 间使

【功效主治】宽胸，安神。如心痛、心悸、癫狂、月经不调等。

【定位】腕横纹上3寸，两筋之间。伸臂仰掌，手掌后第一横纹正中直上3寸，当掌长肌腱与桡侧腕屈肌腱之间取穴。

【灸法】艾炷灸或温针灸3～7壮，艾条灸5～10分钟。

6. 内关

【功效主治】宁心安神，镇静止痛，和胃降逆。如呃逆、心悸、胃痛、妊娠恶阻、乳汁缺乏等。

【定位】前臂前区，腕掌侧远端横纹上2寸，掌长肌腱与桡侧腕屈肌腱之间。伸臂仰掌，于掌后第一横纹正中大陵穴直上2寸，当掌长肌腱与桡侧腕屈肌腱之间取穴。

【灸法】艾炷灸或温针灸5～7壮，艾条灸10～20分钟。

7. 大陵

【功效主治】宁心清热，通经活血，宽胸和胃。如心烦、悲泣惊恐、胸中热痛等。

【定位】腕横纹中央，两筋之间。伸臂仰掌，于掌后第一腕横纹，掌长肌腱与桡侧腕屈肌腱之间。

【灸法】艾炷灸或温针灸 3 ~ 5 壮，艾条灸 10 ~ 20 分钟。

8. 劳宫

【功效主治】提神醒脑，清心安神。如心痛、心悸、口舌生疮、昏迷、晕厥等。

【定位】在手掌心，当第 2、第 3 掌骨之间偏于第 3 掌骨，握拳屈指时中指尖处。

【灸法】艾炷灸或温针灸 5 ~ 7 壮，艾条灸 10 ~ 20 分钟。

9. 中冲

【功效主治】醒神通络，回阳救逆。如掌中热、舌强肿痛、中风昏迷、热病汗不出等。

【定位】中指指尖中央。仰掌，手中指尖的中点，距指甲游离缘约 0.1 寸取穴。

【灸法】艾炷灸 1 ~ 3 壮，艾条灸 5 ~ 10 分钟。

第十一节　手少阳三焦经常用经穴

本经左右两侧共 46 穴，本经腧穴主治侧头、耳、目、胸胁、咽喉病，热病和经脉循行部位病症。本经体表循行线，起于无名指外侧端，循上肢外侧中部上行，过肩、经颈，达耳后、耳前，斜行眼外角之下。

1. 关冲

【功效主治】清热解毒，醒神通窍，通络活血。如外感疾患、头面五官疾患、本经所过部位疾患、心烦、胸中气噎、不嗜食。

【定位】无名指尺侧距爪甲角约 0.1 寸的爪甲根处。俯掌，沿无名指尺侧缘和基底部各作一平线，相交处。

【灸法】艾炷灸 3 ~ 5 壮，艾条灸 5 ~ 10 分钟。

2. 液门

【功效主治】清热解表，通络止痛。如外感疾患、头面五官疾患、本经所过部位疾患。

【定位】第 4、第 5 指缝间，掌指关节前凹陷。微握拳，掌心向下，于

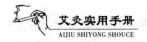

第4、5指间缝纹端，指蹼缘上方赤白肉际凹陷处。

【灸法】艾炷灸或温针灸3～5壮，艾条灸5～10分钟。

3. 中渚

【功效主治】清热通络，明目益聪。如外感疾患、头面五官疾患、本经所过部位疾患、消渴、疟疾、肋间神经痛。

【定位】手背第4、第5掌骨间，掌指关节后方凹陷。仰掌，液门穴直上1寸，当第4、5掌指关节后方凹陷中。

【灸法】艾炷灸或温针灸3～5壮，艾条灸5～10分钟。

4. 阳池

【功效主治】和解表里，益阴增液。如头部疾患、本经所过部位疾患、消渴、烦闷、口干等。

【定位】腕背横纹中，指总伸肌腱尺侧凹陷。俯掌，于第3、4指掌骨间直上与腕横纹交点处的凹陷中。

【灸法】艾炷灸或温针灸3～5壮，艾条灸3～5分钟。不宜瘢痕灸，以免影响腕关节活动。

5. 外关

【功效主治】清热解表，通经活络。如外感疾患、头面五官疾患、精神神经系统疾患、胃肠疾病、本经所过部位疾患。

【定位】腕关节背面中央直上2寸，在两骨之间，与内关穴相对。伸臂俯掌，于腕背横纹中点直上2寸，尺、桡骨之间，与内关穴相对处。

【灸法】艾炷灸或温针灸3～5壮，艾条灸10～20分钟或药物天灸。

6. 支沟

【功效主治】清热解表，通经活络。如外感疾患、头面五官疾患、心胸疾患、本经所过部位疾患、产后血晕、大便不通。

【定位】腕背横纹上3寸，两骨之间。伸臂俯掌，于腕背横纹中点直上3寸，尺、桡骨之间，与间使穴相对处。

【灸法】艾炷灸或温针灸3～5壮，艾条灸10～20分钟。

7. 会宗

【功效主治】清热安神，聪耳通络。如头耳疾患。本经经过部位疾患。

【定位】腕背横纹上3寸，尺骨桡侧缘。

【灸法】艾炷灸或温针灸3～5壮，艾条灸5～10分钟。

8. 三阳络

【功效主治】舒筋活络，开音聪耳。如臂痛、脑血管病后遗症、暴暗、耳聋、下牙痛、眼疾。

【定位】前臂背侧，腕背横纹上4寸，尺骨与桡骨之间。仰臂俯掌取穴，在前臂背侧，腕背横纹上4寸，尺骨与桡骨之间。

【灸法】艾炷灸或温针灸3～5壮，艾条灸5～10分钟。

9. 四渎

【功效主治】聪耳，止痛，利咽。如暴暗、耳聋、下牙痛、眼疾。

【定位】前臂背侧，肘尖下5寸，尺骨与桡骨中间。半屈肘俯掌，于手背腕横纹上7寸，尺、桡两骨之间取穴。

【灸法】艾炷灸或温针灸3～5壮，艾条灸5～10分钟。

10. 天井

【功效主治】行气散结，安神通络。如臂痛、癫痫、暴暗、耳聋、下牙痛、眼疾等。

【定位】屈肘，尺骨鹰嘴上1寸凹陷处。以手叉腰，于肘尖后上方1寸之凹陷处。

【灸法】艾炷灸或温针灸3～5壮，艾条灸10～20分钟。不宜瘢痕灸。

11. 清冷渊

【功效主治】清热散风，通经活络。如臂痛、头项痛、眼疾。

【定位】臂外侧，肩峰角与肘尖的连线上，肘尖上2寸。在臂外侧，屈肘，天井上1寸。

【灸法】艾炷灸或温针灸3～5壮，艾条灸5～10分钟。

12. 消泺

【功效主治】清热醒神，通经止痛。如头项强痛、臂痛、头痛、齿痛。

【定位】肱三头肌肌腹的中间。正坐垂肩，前臂旋前，先取三角肌后下缘与肱骨交点处的臑会穴，当臑会与清冷渊之间的中点处。

【灸法】艾炷灸或温针灸3～5壮，艾条灸5～10分钟。

13. 臑会

【功效主治】化痰散结，通络止痛。如肩胛肿痛、肩臂痛、瘿气、瘰疬。

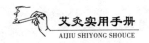
【定位】臂外侧，肩髎下3寸，三角肌后缘。前臂旋前，于肩头后侧肩髎穴直下3寸，下与天井相直处取穴。

【灸法】艾炷灸或温针灸3～5壮，艾条灸10～20分钟。

14. 肩髎

【功效主治】祛风湿，通经络。如肩胛肿痛、瘿气、瘰疬。

【定位】肩峰后下方，上臂外展平举，肩髃穴后1寸凹陷处。上臂外展平举，肩关节部可呈现两个凹陷窝，前者为肩髃，后者为肩髎。

【灸法】艾炷灸或温针灸3～7壮，艾条灸5～15分钟。

15. 天髎

【功效主治】通经止痛。如肩臂痛、颈项强痛、胸中烦满。

【定位】肩井与曲垣连线的中点，肩胛骨上角骨边凹陷处。正坐或俯卧位，于肩胛骨的内上角端取穴。

【灸法】艾炷灸3～5壮，艾条灸5～10分钟。

16. 天牖

【功效主治】清头明目，消痰截疟。如头痛、头昏、面肿、目昏、暴聋、项强、瘰疬、疟疾。

【定位】乳突后下方，平下颌角，胸锁乳突肌后缘。正坐或俯卧位，在乳突后下部，胸锁乳突肌后缘，在天容穴与天柱穴的平行线上。

【灸法】艾炷灸3～5壮，艾条灸5～10分钟。

17. 翳风

【功效主治】通窍聪耳，祛风泄热。如耳部疾患、面颊部疾患。

【定位】耳垂后，正当乳突前下方凹陷处。正坐或侧卧，耳垂微向内折，与乳突前方凹陷处。

【灸法】艾炷灸或温针灸3～5壮，艾条灸5～10分钟。

18. 瘈脉

【功效主治】息风止痉，活络通窍。如耳鸣、头痛、耳聋、小儿惊厥、呕吐、泄泻。

【定位】耳后，翳风与角孙沿耳轮弧形连线的中下1/3交界处。正坐或侧卧，位于耳后发际与外耳道口平齐处。

【灸法】艾炷灸3～5壮，艾条灸5～10分钟或用灯草灸。

19．颅息

【功效主治】通窍止痛，镇惊息风。如耳鸣、头痛、耳聋、小儿惊厥、呕吐、泄泻。

【定位】耳后，翳风与角孙沿耳轮弧形连线的上中 1 / 3 交界处。下坐或侧伏位，于耳后发际，当瘛脉与角孙沿耳轮连线的中点处。

【灸法】艾炷灸 3 ～ 5 壮，艾条灸 5 ～ 10 分钟。

20．角孙

【功效主治】清热散风，消肿止痛。如耳部肿痛、目赤肿痛、齿痛、头痛、项强。

【定位】耳尖上方的发际处。

【灸法】艾炷灸 3 ～ 5 壮，艾条灸 5 ～ 10 分钟或用灯草灸。

21．耳门

【功效主治】开窍益聪，祛风通络。如耳鸣、耳聋、齿痛、颈颔肿、唇吻强等。

【定位】耳屏上切迹前，下颌骨髁状突后缘凹陷中，张口有孔取穴。正坐或侧卧，微张口，当听宫穴直上 0.5 寸之凹陷处。

【灸法】温针灸 3 ～ 5 壮，艾条灸 10 ～ 20 分钟。

22．耳和髎

【功效主治】祛风通络，消肿止痛。如牙关拘急、口眼㖞斜、头重痛、耳鸣、颔肿、鼻准肿痛。

【定位】鬓发后际，平耳郭根前，当颞浅动脉后缘。正坐或侧卧，在头侧部，当鬓发后缘，平耳郭根之前方，颞浅动脉的后缘取穴。

【灸法】温针灸 3 ～ 5 壮，艾条灸 5 ～ 10 分钟。

23．丝竹空

【功效主治】清头明目，散风止痛。如头部疾患、眼目疾患。

【定位】眉毛外端凹陷中。正坐或侧卧，于额骨颧突外缘，眉梢外侧凹陷处。

【灸法】艾炷灸 3 ～ 5 壮，艾条灸 5 ～ 10 分钟。

（马蔚蔚）

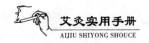

第十二节　足少阳胆经常用腧穴

本经左右两侧共88穴，本经腧穴主治头、耳、目、咽喉、神志、热病和经脉循行所过部位疾病。本经体表循行线，起于目外眦，经头侧，躯干外侧，下肢外侧下行，过足背至足四趾外侧端。

1. 瞳子髎

【功效主治】疏散风热，明目退翳。如头面疾患、眼目疾患。

【定位】目外眦旁，眶骨外侧缘凹陷中。正坐仰靠，令患者闭目，当眼角纹之处取穴。

【灸法】艾条灸5～10分钟。美容除皱，则温灸至皮肤温热舒适，每日1次，每月20次。

2. 听会

【功效主治】开窍聪耳，散风活络。如头面疾患、耳目疾患。

【定位】耳屏间切迹前，下颌髁状突的后缘。正坐仰靠，让患者张口，当耳屏间切迹的前方，下颌骨髁突的后缘凹陷处。

【灸法】温针灸3～5壮，艾条灸10～20分钟。

3. 上关

【功效主治】聪耳开窍，散风活络。如头面疾患、耳目疾患。

【定位】颧骨弓上缘，张口时耳前凹陷处。正坐仰靠，取耳前颧弓上侧，张口时有孔处。

【灸法】艾炷灸3～5壮，艾条温灸10～15分钟或药物天灸。

4. 颔厌

【功效主治】聪耳开窍，散风活络。如头面疾患、耳目疾患。

【定位】头维穴与曲鬓穴弧形连线的上1/4与下3/4交界处。正坐仰靠或侧伏，先定头维和曲鬓，从头维向曲鬓凸向前作一弧线，于弧线之中点定悬颅，再在头维与悬颅之间取颔厌。试作咀嚼食物状，于随咀嚼而微动处取穴。

【灸法】间接灸3～5壮，艾条灸5～10分钟。

5. 悬颅

【功效主治】疏通经络，清热散风。如头目疾患、口鼻疾患。

【定位】头维穴与曲鬓穴沿发际弧形连线中点。正坐仰靠或侧伏，先定头维和曲鬓，如从头维向曲鬓凸向前作一弧线，于弧线之中点定悬颅。

【灸法】间接灸 3 ~ 5 壮，艾条灸 5 ~ 10 分钟。

6. 悬厘

【功效主治】疏通经络，清热散风。如头面疾患、耳目疾患。

【定位】头部鬓发处，头维与曲鬓弧形连线的下 1 / 4 与上 3 / 4 交界处。正坐仰靠或侧卧取穴。

【灸法】间接灸 3 ~ 5 壮，艾条灸 5 ~ 10 分钟。

7. 曲鬓

【功效主治】清热散风，活络通窍。如头面疾患、耳目疾患。

【定位】耳前鬓发后缘直上，平耳尖正上方的发际处。在头部，当耳前鬓角发际后缘的垂线与耳尖水平线交点处，正坐仰靠或侧伏取穴。

【灸法】间接灸 3 ~ 5 壮，艾条灸 5 ~ 10 分钟。

8. 率谷

【功效主治】清热息风，通经活络。如头痛、眩晕、小儿惊风。

【定位】头部，耳尖直上，入发际 1.5 寸。正坐或侧卧，将耳部向前折曲，于耳翼尖直上入发际 1.5 寸处。

【灸法】间接灸 3 ~ 5 壮，艾条灸 5 ~ 10 分钟。

9. 天冲

【功效主治】祛风定惊，清热散结。如头面疾患、耳目疾患。

【定位】头部，耳根后缘直上，入发际 2 寸。正坐或侧卧，在头部，当耳根后缘直上入发际 2 寸，先找率谷，率谷后 0.5 寸处取穴。

【灸法】间接灸 3 ~ 5 壮，艾条灸 5 ~ 10 分钟。

10. 浮白

【功效主治】清头散风，理气散结。如头痛、颈项强痛、寒热、咳逆、齿痛、耳鸣、头痛。

【定位】头部，天冲与完骨弧形连线的上 1 / 3 与下 2 / 3 交点处。正坐或侧卧，先取天冲、完骨，于两穴间与耳廓平行之弧形连线的上、中 1 / 3 折点处取穴。

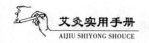

【灸法】间接灸 3 ~ 5 壮，艾条灸 5 ~ 10 分钟。

11. 头窍阴

【功效主治】理气镇痛，开窍聪耳。如头面疾患、耳目疾患、胸胁痛、口苦。

【定位】头部，乳突后上缘，天冲与完骨弧形连线的上 2 / 3 与下 1 / 3 交点处。正坐或侧卧，先取天冲、完骨，于两穴间与耳廓平行之弧形连线的下、中 1 / 3 折中处取穴。

【灸法】间接灸 3 ~ 5 壮，艾条灸 5 ~ 10 分钟。

12. 完骨

【功效主治】通经活络，祛风清热。如头面疾患、耳目疾患、胸胁痛、口苦。

【定位】头部，耳后乳突的后下方凹陷处。正坐或侧卧取穴。

【灸法】间接灸或温针灸 3 ~ 5 壮，艾条灸 5 ~ 10 分钟。

13. 本神

【功效主治】祛风定惊，清热止痛。如神志疾患。

【定位】头部，前发际上 0.5 寸，头正中线旁开 3 寸。正坐或卧位取穴。在头部，前发际内 0.5 寸，先取神庭穴，再旁开 3 寸，神庭与头维连线的内 2 / 3 与外 1 / 3 的交点处。

【灸法】艾炷间接灸 3 ~ 5 壮，艾条灸 5 ~ 10 分钟。

14. 阳白

【功效主治】清头明目，祛风泄热。如神志疾患，头项疾患。

【定位】前额部，目正视，瞳孔直上，眉上 1 寸。正坐或卧位取穴。

【灸法】间接灸 3 ~ 5 壮，艾条灸 5 ~ 10 分钟。

15. 头临泣

【功效主治】清头明目，安神定志。如头面五官疾患、神志疾患。

【定位】目正视，瞳孔直上，入发际 0.5 寸。神庭穴与头维穴连线的中点处。正坐仰靠或仰卧位取穴。

【灸法】艾炷间接灸 3 ~ 5 壮，艾条灸 5 ~ 10 分钟。

16. 目窗

【功效主治】清头明目，发散风热。如头面疾患、神志疾患。

【定位】头部，目正视，瞳孔直上，前发际上 1.5 寸。正坐仰靠，于目中线直上，临泣上 1 寸处。

【灸法】艾炷间接灸 3 ~ 5 壮，艾条灸 5 ~ 10 分钟。

17. 正营

【功效主治】清头明目，疏风止痛。如头痛头昏、面目浮肿、目赤肿痛、鼻塞、上齿龋肿。

【定位】头部，目正视，瞳孔直上，前发际上 2.5 寸。在头部，神庭与头维连线的中点交点处，当前发际上 2.5 寸处。

【灸法】间接灸 3 ~ 5 壮，艾条灸 5 ~ 10 分钟。

18. 承灵

【功效主治】清头目，散风热。如头痛、鼻塞、多涕、鼻渊、眩晕、目痛等。

【定位】头部，目正视，瞳孔直上，前发际上 4 寸。正坐仰靠，与头临泣与风池二穴的连线上，入前发际 4 寸，与通天相平处。

【灸法】间接灸 3 ~ 5 壮，艾条灸 5 ~ 10 分钟。

19. 脑空

【功效主治】醒脑通窍，活络散风。如头痛、癫痫、惊悸、目眩、目赤肿痛、鼻痛、耳聋、颈项强直。

【定位】头部，横平枕外隆凸上缘，风池直上。正坐或俯卧，于风池直上，头正中线旁开 2.25 寸，以枕外隆凸上缘脑户穴平齐处。

【灸法】间接灸 3 ~ 5 壮，艾条灸 5 ~ 10 分钟。

20. 风池

【功效主治】清头明目，祛风解毒，通利官窍。如外感疾患、头目疾患、耳鼻疾患、神志疾患。

【定位】风府穴旁，胸锁乳突肌和斜方肌上端之间的凹陷处。正坐或俯卧，于项后枕骨下两侧凹陷处，当斜方肌上部与胸锁乳突肌上端之间取穴。

【灸法】温针灸 5 ~ 7 壮，艾条灸 10 ~ 20 分钟。

21. 肩井

【功效主治】降逆理气，散结补虚，通经活络。如肩臂头痛、乳腺炎。

【定位】大椎穴与肩峰连线的中点。正坐取穴。

【灸法】艾炷灸 3 ~ 5 壮，艾条灸 10 ~ 20 分钟。

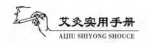
22. 渊腋

【功效主治】理气活血，通经止痛。如胸满、胁痛、腋下肿、臂痛不举等。

【定位】侧胸部，举臂，腋中线上，第四肋间隙。正坐或侧卧，于腋窝中点与第11肋端连线（作12寸）的上1/4与下3/4交点处取穴。

【灸法】艾炷灸3～5壮，艾条灸5～10分钟。

23. 辄筋

【功效主治】降逆平喘，理气活血。如胸胁痛、腋肿、咳嗽、气喘、呕吐、吞酸。

【定位】侧胸部，渊腋前1寸，第4肋间隙。正坐或侧卧，开腋，于渊腋前1寸，男子约与乳头平齐，当渊腋与天溪之间凹陷处。

【灸法】艾炷灸3～5壮，艾条灸5～10分钟。

24. 日月

【功效主治】降逆利胆，调理肠胃。如胆胃疾患、胁肋疾患。

【定位】乳头直下，第7肋间。正坐或仰卧，于锁骨中线之第7肋间取穴。

【灸法】艾炷灸3～5壮，艾条灸10～20分钟。

25. 京门

【功效主治】利尿通淋，补肾温阳。如胸胁背腰疾患、肾脏疾患。

【定位】第12肋骨游离端下际处。

【灸法】艾炷灸5～9壮，艾条灸10～20分钟。

26. 带脉

【功效主治】清热利湿，调经止带。如经带疾患、腰胁疾患。

【定位】第11肋端直下平脐处。仰卧，于腋中线与平脐横线之交点处。

【灸法】艾条灸10～20分钟。

27. 五枢

【功效主治】调经带，理下焦，通腑气。如经带疾患、腰胁疾患。

【定位】侧腹部，髂前上棘内侧，平脐下3寸处。侧卧，于髂前上棘内侧凹陷处，约与脐下3寸关元穴相平处。

【灸法】艾炷灸或温针灸3～5壮，艾条灸10～20分钟。

28. 维道

【功效主治】调冲任，理下焦。如经带疾患、腰胁疾患。

【定位】侧腹部，五枢穴前下 0.5 寸。

【灸法】艾炷灸或温针灸 3 ~ 5 壮，艾条灸 10 ~ 20 分钟。

29. 居髎

【功效主治】舒筋活络，强健腰腿。如腰腿痹痛、瘫痪、足痿、疝气。

【定位】髋部，髂前上棘与股骨大转子高点连线的中点处。

【灸法】艾炷灸或温针灸 5 ~ 7 壮，艾条灸 10 ~ 20 分钟。

30、环跳

【功效主治】祛风湿，利腰腿。如腰腿疼痛、风疹、半身不遂、盆腔炎等。

【定位】侧卧屈股，股骨大转子高点与骶管裂孔连线的外 1 / 3 和内 2 / 3 交界处。

【灸法】艾炷灸或温针灸 5 ~ 7 壮，艾条灸 10 ~ 20 分钟。

31. 风市

【功效主治】祛风湿，调气血，通经络。如中风半身不遂、下肢痿痹、遍身瘙痒。

【定位】大腿外侧正中。立直时，两手自然下垂呈立正姿势，中指尖到达处。或侧卧，于股外侧中线，距腘横纹上 9 寸处。

【灸法】艾炷灸或温针灸 3 ~ 5 壮，艾条灸 10 ~ 20 分钟。

32. 中渎

【功效主治】通经活络，祛风散寒。如下肢痿痹、麻木、半身不遂等。

【定位】大腿外侧中线上，膝上 5 寸。侧卧，于股外侧中线，距腘横纹上 7 寸处取穴。

【灸法】艾炷灸或温针灸 3 ~ 5 壮，艾条灸 10 ~ 20 分钟。

33. 膝阳关

【功效主治】疏筋脉，利关节，祛风湿。如膝髌肿痛、腘筋挛急、小腿麻木等。

【定位】股骨外上髁上方凹陷处。

【灸法】艾炷灸或温针灸 3 ~ 5 壮，艾条灸 10 ~ 20 分钟。

34. 阳陵泉

【功效主治】清热息风，消肿止痛。如头面疾患、胸部疾患、肝胆疾患、本经所过部位疾患、虚劳失精、小便不禁、遗尿。

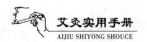

【定位】腓骨小头前下方凹陷处。

【灸法】艾炷灸或温针灸3～5壮，艾条灸5～10分钟。

35. 阳交

【功效主治】舒筋活络，安神定志。如神志疾患、本经所过部位疾患。

【定位】小腿外侧，外踝高点上7寸，腓骨后缘处。

【灸法】艾炷灸或温针灸3～5壮，艾条灸5～10分钟。

36. 外丘

【功效主治】疏肝理气，通经活络。如本经所过部位疾患、癫疾呕沫等。

【定位】外踝上7寸，腓骨前缘平阳交穴。

【灸法】艾炷灸或温针灸3～5壮，艾条灸5～10分钟。

37. 光明

【功效主治】疏肝明目，通经活络。如眼目疾患、本经所过部位疾患。

【定位】外踝上5寸，腓骨前缘处。

【灸法】艾炷灸或温针灸3～5壮，艾条灸10～20分钟。

38. 阳辅

【功效主治】清热散风，舒筋活络。如头面疾患、本经所过部位疾患、瘰疬。

【定位】外踝上4寸，腓骨前缘稍前处。

【灸法】艾炷灸或温针灸3～5壮，艾条灸10～20分钟。

39. 悬钟

【功效主治】益髓生血，舒筋活络。如筋骨病、胸胁疾病、头晕、失眠、记忆减退、耳鸣耳聋、高血压等。

【定位】外踝高点上3寸，腓骨前缘处。正坐垂足或卧位，从外踝尖向腓骨上摸，当腓骨后缘与腓骨长、短肌肌腱之间凹陷处。

【灸法】艾炷灸或温针灸3～5壮，艾条灸10～20分钟。强身保健，采用瘢痕灸，每年1次，或温灸至皮肤温热舒适，每日1次，每月20次，可预防中风。

40. 丘墟

【功效主治】清暑泄热，凉血解毒，醒脑安神，舒筋活络。如头项疾患、肝胆疾患、本经所过部位疾患。

【定位】外踝前下方，趾长伸肌腱外侧凹陷。正坐垂足着地或侧卧，于外踝前下方，趾长伸肌腱外侧，距跟关节凹陷处。

【灸法】艾炷灸或温针灸5～7壮，艾条灸10～20分钟。

41. 足临泣

【功效主治】疏肝解郁，息风泻火。如头面五官疾患、胸胁疾患、本经所过部位疾患。

【定位】第4、第5跖骨结合部的前方凹陷。

【灸法】艾炷灸1～3壮，艾条灸10～15分钟。

42. 地五会

【功效主治】疏肝利胆，通经活络。如头痛目眩、目赤肿痛、咽痛、耳聋。

【定位】足背外侧，第4、第5跖骨间，第4跖趾关节后缘凹陷。

【灸法】艾炷灸或温针灸3～5壮，艾条灸5～10分钟。

43. 侠溪

【功效主治】清热息风，消肿止痛。如头面疾患、胸部疾患、本经所过部位疾患。

【定位】第4、第5趾缝间，趾蹼缘上方。正坐垂足着地，于足背第4、第5趾趾缝端取穴。

【灸法】艾炷灸或温针灸3～5壮，艾条灸5～10分钟。

44. 足窍阴

【功效主治】清热解郁，通经活络。如头面五官疾患、胸胁疾患、本经所过部位疾患、多梦、热病等。

【定位】第4趾外侧，趾甲角旁0.1寸。正坐垂足或仰卧位，行第4趾爪甲外侧缘与基底部各作一线，两线交点处。

【灸法】艾炷灸3～5壮，艾条灸5～10分钟。

（杨纷纷）

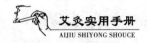
第十三节　足厥阴肝经常用腧穴

本经左右两侧共28穴，本经腧穴主治肝病，妇科病，前阴病，头、耳、目、咽喉、神志、热病和经脉循行所经过部位的病症。体表循行线，起于足拇指外侧大敦穴，沿拇趾、次趾缝上行，经内踝前、小腿内侧前缘，上行至内踝上8寸，与脾经相交，居足太阴、足少阴之间，沿膝股内侧中线上行抵少腹，走侧腹至胁。

1. 大敦

【功效主治】回阳救逆，调经止淋。如妇人疾患，前阴疾患，疝气，遗尿，癃闭。

【定位】足拇指腓侧趾甲角旁0.1寸。正坐伸足或仰卧位，从拇趾爪甲外侧缘与基底部各作一线，于交点处。

【灸法】艾炷灸3～5壮，艾条灸5～10分钟。

2. 行间

【功效主治】平肝潜阳，泻热安神，凉血止血。如头面五官疾患、心胸肺胁疾病、风证、血证、前阴疾患、妇人疾患。

【定位】足拇指与次趾的趾缝后约0.5寸。正坐或仰卧位，于足背第1、2趾趾缝端凹陷处。

【灸法】直接灸3～5壮，艾条灸5～10分钟。

3. 太冲

【功效主治】平肝息风，疏肝养血。如肝肾疾患、妇人疾患、神志疾患、本经所过部位疾患、腰脊疼痛等。

【定位】足拇指与次趾的趾缝后约2寸。正坐垂足或仰卧位，于足背第1、2跖骨之间，跖骨底结合部前方凹陷处。

【灸法】艾炷灸或温针灸3～5壮，艾条灸10～20分钟。

4. 中封

【功效主治】清肝胆热，通利下焦，舒筋活络。如前阴疾患、肾系疾患、肝胆疾患、本经所过部位疾患。

【定位】足背，内踝前，胫骨前肌腱内缘凹陷。足背屈时，于内踝前下方，当胫骨前肌腱与足拇长伸肌腱之间内侧凹陷处。

【灸法】艾炷灸或温针灸3～5壮，艾条灸5～10分钟。

5. 蠡沟

【功效主治】疏肝理气，调经止带。如肝肾疾患、妇人疾患、本经所过部位疾患。

【定位】内踝高点上5寸，胫骨内侧面正中。

【灸法】艾炷灸3～5壮，艾条灸5～10分钟。

6. 中都

【功效主治】疏肝理气，调经止血。如肝肾疾患、妇女疾患、本经所过部位疾患。

【定位】内踝高点上7寸，胫骨内侧面正中。正坐或仰卧位，先在内踝尖上7寸的胫骨内侧面上作一水平线，当胫骨内侧面的后1/3交点处。

【灸法】艾炷灸3～5壮，艾条灸5～10分钟。

7. 膝关

【功效主治】祛风除湿，疏利关节。如膝髌肿痛、历节风痛、下肢痿痹等。

【定位】正坐屈膝，胫骨内侧髁后下方。在小腿内侧，当胫骨内上髁的后下方，阴陵泉后1寸。

【灸法】艾炷灸或温针灸3～5壮，艾条灸10～20分钟。

8. 曲泉

【功效主治】疏肝理气，调经止痛。如妇女疾患、前阴疾患、肾脏疾患、肝脏疾患、本经所过部位疾患。

【定位】屈膝，膝内侧腘弯横纹端。

【灸法】艾炷灸或温针灸3～5壮，艾条灸5～10分钟。

9. 阴包

【功效主治】利尿通淋，调经止痛。如月经不调、腰骶痛引小腹等。

【定位】大腿内侧，髌底上4寸，缝匠肌后缘。

【灸法】艾炷灸3～5壮，艾条灸10～20分钟。

10. 足五里

【功效主治】疏肝理气，清热利湿。如小便不利、小腹胀痛、睾丸肿痛、

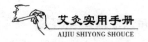

嗜卧、四肢倦怠、阴挺等。

【定位】大腿内侧，气冲穴直下 3 寸。仰卧伸足，先取曲骨穴旁开 2 寸处气冲穴，再于其直下 3 寸处。

【灸法】艾炷灸或温针灸 3 ~ 5 壮，艾条灸 5 ~ 10 分钟。

11. 阴廉

【功效主治】调经止带，通经活络。如月经不调、赤白带下、少腹疼痛。

【定位】大腿内侧，气冲穴直下 2 寸。仰卧伸足，先取曲骨穴旁开 2 寸处气冲穴，再于其直下 2 寸处。

【灸法】艾炷灸或温针灸 3 ~ 5 壮，艾条灸 5 ~ 10 分钟。

12. 急脉

【功效主治】疏肝胆，理下焦。如少腹痛、疝气、阴茎痛等。

【定位】耻骨联合下缘中点旁开 2.5 寸。仰卧伸足，先取曲骨穴旁开 2 寸处气冲穴，在气冲外下方腹股沟动脉搏动处，前正中线旁开 2.5 寸。

【灸法】艾炷灸或温针灸 3 ~ 5 壮，艾条灸 5 ~ 10 分钟。

13. 章门

【功效主治】疏肝健脾，降逆平喘。如脾胃疾患、肝胆疾患、肺脏疾患、肾脏疾患、心神疾患。

【定位】第 11 肋骨端下缘。仰卧或侧卧位，在腋中线上，合腋屈肘时，当肘尖止处。

【灸法】艾炷灸 5 ~ 9 壮，艾条温和灸 10 ~ 20 分钟。

14. 期门

【功效主治】平肝潜阳，疏肝健脾。如胸胁疾患、脾胃疾患、肝肾疾患、卧不安、目眩、面赤、项强、伤寒过经不解等。

【定位】乳头直下，第 6 肋间隙。在胸部，第 6 肋间隙，前正中线旁开 4 寸。

【灸法】艾炷灸 5 ~ 9 壮，艾条灸 10 ~ 20 分钟或药物天灸。

（刘 琴）

第十四节 督脉常用腧穴

本经共 28 穴，本经腧穴主治神志病，热病，腰骶、背、头项病症及相应的内脏病症。督脉行于人体后正中线，起于长强，止于龈交。

1. 长强

【功效主治】育阴潜阳，益气固脱。如泄泻、便秘、便血、痔疾、脱肛。

【定位】尾骨尖下方凹陷中。俯卧位或膝胸卧位，按尾骨下端与肛门之间凹陷处。

【灸法】艾条灸 5 ~ 10 分钟。

2. 腰俞

【功效主治】补肾调经，强健筋骨。如泄泻、便秘、便血、痔疾、尾骶痛。

【定位】骶管裂孔处。俯卧位，先按取尾骨上方左右的骶角，与两骶角下缘平齐的后正中线上取穴。

【灸法】艾炷灸 3 ~ 5 壮，艾条灸 5 ~ 10 分钟。

3. 腰阳关

【功效主治】补肾下元，强壮腰肾。如腰骶痛、下肢痿痹、遗精、阳痿、月经不调。

【定位】第 4 腰椎棘突下凹陷中。俯卧位，先按取两髂嵴，髂嵴平线与正中线交点处相当于第 4 腰椎棘突，棘突下方凹陷处即是本穴。

【灸法】艾炷灸或温针灸 3 ~ 7 壮，艾条温灸 10 ~ 20 分钟。

4. 命门

【功效主治】固精壮阳，培元补肾。如生殖疾患，二便疾患，腰骶、下肢疾患，汗不出，小儿发痫。

【定位】第 2 腰椎棘突下凹陷中，向前和肚脐相对。

【灸法】艾炷灸或温针灸 5 ~ 7 壮，艾条灸 10 ~ 20 分钟，或药物天灸。强身保健，可采用瘢痕灸，每年 1 次，或隔附子饼灸 3 ~ 5 壮，或温灸至皮肤稍见红晕为度，每日 1 次，每月 20 次。

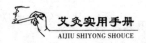
5. 悬枢

【功效主治】强腰益肾，涩肠固脱。如腹痛、腹胀、完谷不化、泄泻、腰脊强痛。

【定位】第1腰椎棘突下凹陷中。俯卧位或正坐位，先取腰阳关，从腰阳关向上3个棘突，其上方凹陷处取穴。

【灸法】艾炷灸或温针灸3～7壮，艾条温灸5～15分钟。

6. 脊中

【功效主治】调理肠胃，益肾安神。如腹泻、黄疸、痢疾、痔疮、脱肛、便血、腰脊痛、癫痫。

【定位】第11胸椎棘突下凹陷中。俯卧位，先取约与两肩胛骨下角平齐的第7胸椎棘突下的至阳穴，从至阳穴向下4个棘突的下方凹陷处取穴。

【灸法】艾炷灸或温针灸3～7壮，艾条温灸5～15分钟。

7. 中枢

【功效主治】强腰补肾，和胃止痛。如呕吐、腹满、胃痛、食欲不振、腰背痛。

【定位】第10胸椎棘突下凹陷中。俯卧位，先取约与两肩胛骨下角平齐的第7胸椎棘突下的至阳穴，从至阳穴向下3个棘突的下方凹陷处取穴。

【灸法】艾炷灸3～5壮，艾条灸10～15分钟。

8. 筋缩

【功效主治】舒筋壮阳，醒脑安神。如抽搐、脊强、四肢不收、筋挛拘急、癫痫、惊痫。

【定位】第9胸椎棘突下凹陷中。

【灸法】直接灸5～7壮，温和灸10～15分钟。

9. 至阳

【功效主治】利湿退黄，健脾和胃，止咳平喘。如胸胁胀痛、黄疸、腰痛、脊强、胃痛。

【定位】第7胸椎棘突下凹陷中，大约和肩胛骨下角平齐。

【灸法】艾炷灸或温针灸3～7壮，艾条温灸10～20分钟。

10. 灵台

【功效主治】清热解毒，宣肺定喘，舒筋活络。如疔疮、咳嗽、气喘、背痛、项强。

【**定位**】第 6 胸椎棘突下凹陷中。

【**灸法**】艾炷灸或温针灸 3 ～ 7 壮，艾条温灸 10 ～ 20 分钟。

11. 神道

【**功效主治**】镇静安神，理气宽胸。如惊悸、心痛、健忘、失眠、癫痫、中风不语、气喘、咳嗽、腰脊强、肩背痛。

【**定位**】第 5 胸椎棘突下凹陷中。

【**灸法**】艾炷灸或温针灸 3 ～ 7 壮，艾条温灸 5 ～ 15 分钟。

12. 身柱

【**功效主治**】清热宣肺，醒神定痉，活血通络。如咳嗽、气喘、癫狂、痫证、身热头痛、疔疮发背。

【**定位**】第 3 胸椎棘突下凹陷中。

【**灸法**】艾炷灸或温针灸 3 ～ 7 壮，艾条温灸 10 ～ 20 分钟。强身健体则温灸至皮肤稍见红晕为度，每日 1 次，每月 20 次。

13. 陶道

【**功效主治**】清热解表，安神截疟，舒筋通络。如头痛项强、恶寒发热、气喘、咳嗽、癫狂、角弓反张、胸痛。

【**定位**】第 1 胸椎棘突下凹陷中。俯卧位，先取大椎穴，从人椎向下 1 个椎体的棘突下方处取穴。

【**灸法**】艾炷灸 3 ～ 7 壮，艾条温灸 10 ～ 20 分钟。

14. 大椎

【**功效主治**】解表散寒，镇静安神，肃肺调气，清热解毒。如外感疾患、胸肺疾患、心神疾患、本经所过部位疾患。

【**定位**】第 7 颈椎棘突下凹陷中。俯卧或正坐低头位，于颈后隆起最高且能屈伸转动者为第 7 颈椎，于其下间处取穴。

【**灸法**】艾炷灸或温针灸 5 ～ 9 壮，艾条灸 10 ～ 20 分钟或药物天灸。强身保健，用瘢痕灸，每年 1 次。或温灸至皮肤稍见红晕，每日 1 次，每月 20 次，亦可采用累计灸法。

15. 哑门

【**功效主治**】开喑通窍，清心宁志。如口舌疾患、头项疾患、神志疾患。

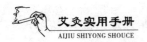
【定位】颈部，后正中线入发际 0.5 寸凹陷处。头稍前倾，与后正中线入发际 0.5 寸处。

【灸法】禁艾炷灸，艾条温和灸 3～5 分钟。

16. 风府

【功效主治】清热息风，开窍醒脑。如外感疾患、头项五官疾患、神志疾患。

【定位】后发际正中直上 1 寸。正坐，头稍前倾取穴。

【灸法】艾条温和灸 3～5 分钟。

17. 脑户

【功效主治】清头明目，镇痉安神。如癫狂、痫证、眩晕、头重、头痛、项强。

【定位】头部，枕外粗隆上缘凹陷。后头部，寻找枕外粗隆，枕外粗隆上缘凹陷处。

【灸法】艾条温灸 5～10 分钟。

18. 强间

【功效主治】宁心安神，通络止痛。如头痛、目眩、口喝、痫证等。

【定位】头部，后发际线正中直上 4 寸。后头部，寻找枕外粗隆，枕外粗隆上缘处上 1.5 寸取穴。

【灸法】艾条温灸 5～10 分钟。

19. 后顶

【功效主治】清热止痛，宁心安神。如项强、头痛、眩晕、失眠、心烦等。

【定位】后发际线正中直上 5.5 寸。正坐或仰卧位，在后正中线上，当前、后发际连线中点向后 0.5 寸处。

【灸法】艾条温灸 5～10 分钟。

20. 百会

【功效主治】升阳固脱，开窍宁神。如神志疾患、脾气不升。

【定位】后发际线正中直上 7 寸，或两耳直上头顶正中处。正坐位，于前、后发际连线中点向前 1 寸处。

【灸法】艾炷灸 7～15 壮，艾条灸 10～20 分钟。强身保健可采用隔姜灸 3～5 壮，或艾条温灸至局部有温热舒适感为度，每日 1 次，每月 20 次。

21. 前顶

【功效主治】清热通窍，健脑安神。如癫痫、小儿惊风、头痛、头昏。

【定位】前发际正中直上 3.5 寸。正坐或仰卧位，于前、后发际连线的前 1 / 5 与后 4 / 5 交点向后 0.5 寸处。

【灸法】艾炷灸 3 ~ 5 壮，艾条温灸 5 ~ 10 分钟。

22. 囟会

【功效主治】醒脑开窍，清头散风。如头痛，目眩，面红目赤，鼻渊，鼻衄等。

【定位】头部，前发际正中直上 2 寸。

【灸法】艾条灸 5 ~ 10 分钟。

23. 上星

【功效主治】散风清热，宁心通窍。如头痛、眩晕、目赤肿痛、鼻塞、鼻衄。

【定位】前发际正中直上 1 寸。

【灸法】艾条灸 5 ~ 10 分钟。

24. 神庭

【功效主治】潜阳安神，醒脑息风。如神志疾患，头面五官疾患。

【定位】前发际正中直上 0.5 寸。

【灸法】艾条温灸 5 ~ 10 分钟。

25. 素髎

【功效主治】通利鼻窍，开窍醒神。如惊厥、昏迷、新生儿窒息、鼻塞、鼻流清涕。

【定位】面部，鼻尖正中。

【灸法】艾条灸 5 ~ 10 分钟。

26. 水沟

【功效主治】醒脑开窍，通经活络。如神志疾患、五官科系统疾患、脊脊强痛、挫闪腰痛。

【定位】人中沟上 1 / 3 和下 2 / 3 的交界处。

【灸法】艾炷灸 3 ~ 5 壮，艾条温灸 5 ~ 10 分钟。

27. 兑端

【功效主治】开窍醒神，散风泻热。如昏迷、晕厥、癫痫、癔病、齿痛、

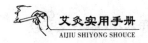

鼻塞、口噤。

【定位】上唇尖端。

【灸法】艾炷灸 1 ~ 3 壮，艾条灸 3 ~ 5 分钟。

28. 印堂

【功效主治】镇静安神，活络疏风。如健忘、失眠、癫痫、头痛、眩晕、鼻衄、目赤肿痛、三叉神经痛。

【定位】额部，当两眉头的中间。

【灸法】艾炷灸 3 ~ 5 壮，艾条灸 5 ~ 10 分钟。

第十五节　任脉常用腧穴

本经共 24 穴，本经腧穴主治腹、胸、颈、头面部的局部病症，神志病，泌尿生殖系统疾病以及虚损性病症。本经行于人体前正中线。

1. 会阴

【功效主治】醒神开窍，通利下焦。如阴部疾患、神志疾患。

【定位】会阴部，男性在阴囊根与肛门连线的中点，女性在大阴唇后联合与肛门连线的中点。

【灸法】无瘢痕灸 3 ~ 5 壮或温针灸 3 ~ 5 壮，艾条灸 5 ~ 10 分钟。

2. 曲骨

【功效主治】涩精举阳，补肾利尿，调经止带。如遗精、阳痿、月经不调、痛经、遗尿、带下、少腹胀满。

【定位】前正中线上，耻骨联合上缘中点处。

【灸法】艾炷灸或温针灸 3 ~ 5 壮，艾条温灸 5 ~ 15 分钟。

3. 中极

【功效主治】清利湿热，益肾调经，通阳化气。如小腹疾患，肝肾疾患。

【定位】前正中线上，耻骨联合上缘上 1 寸。

【灸法】艾炷灸或温针灸 5 ~ 7 壮，艾条灸 10 ~ 20 分钟。

4. 关元

【功效主治】培元固脱，温肾壮阳，调经止带。如小腹疾患、妇人疾患、肠胃疾患、虚证。

【定位】前正中线，脐中下3寸处。

【灸法】艾炷灸或温针灸5～9壮，艾条灸10～20分钟或药物天灸。强身保健可采用瘢痕灸，每年1次，或用间接灸或温灸至局部温热舒适，稍见红晕，每日1次，每月20次，本穴也可采用累计灸百余壮。

5. 石门

【功效主治】健脾益肾，清利下焦。如小腹疾患、肝肾疾患、妇人疾患、脾胃疾患、中风脱证。

【定位】前正中线，脐中下2寸处。

【灸法】艾炷灸或温针灸5～9壮，艾条灸10～20分钟。强身保健则温灸至局部温热舒适，每日1次，每月20次。

6. 气海

【功效主治】补气健脾，调理下焦，培元固本。如小腹疾患、肝肾疾患、妇人疾患、脾胃疾患、中风脱证、脏气虚惫、形体羸瘦、四肢乏力。

【定位】前正中线，脐中下1.5寸处。

【灸法】艾炷灸或温针灸5～14壮，艾条温灸20～30分钟或药物天灸。本穴为全身强壮要穴，强身保健可采用瘢痕灸，每年1次，或间接灸5～14壮，或温灸至局部温热红晕，每日1次，每月20次。常灸本穴可以培元固本，起到防病保健之功。

7. 阴交

【功效主治】利水消肿，调经理血，温补下元。如肝肾疾患、妇人疾患、脾胃疾患。

【定位】前正中线，脐中下1寸处。

【灸法】艾炷灸或温针灸3～5壮，艾条温灸10～20分钟。

8. 神阙

【功效主治】温阳救逆，利水消肿。如各种脱证、虚寒厥逆、月经不调、崩漏、遗精、不孕、小便不禁等。

【定位】肚脐正中。

【灸法】艾炷灸（隔姜、盐等物）5～15壮，艾条温灸20～30分钟。强身保健则温灸至局部温热舒适，每日1次，每月20次。

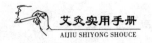
9. 水分

【功效主治】健脾和胃，利水消肿。如水肿、泄泻、小儿陷囟、腰脊强急、腹胀、肠鸣、翻胃、腹痛等。

【定位】前正中线上，脐中上1寸处。

【灸法】艾炷灸或温针灸7～9壮，艾条温灸15～20分钟。

10. 下脘

【功效主治】健脾和胃，消积化滞。如腹痛、腹胀、呕吐、呃逆、积食不化、泄泻、虚肿、痞块等。

【定位】前正中线上，脐中上2寸处。

【灸法】艾炷灸或温针灸7～9壮，艾条温灸15～20分钟。

11. 建里

【功效主治】健脾和胃，降逆利水。如胃脘痛、呕吐、食欲不振、肠中切痛、腹胀、水肿等。

【定位】前正中线上，脐中上3寸处。

【灸法】艾炷灸或温针灸3～5壮，艾条温灸5～15分钟。

12. 中脘

【功效主治】健脾和胃，温中化湿。如脾胃疾患、神志疾患、喘息不止、月经不调、经闭、妊娠恶阻。

【定位】前正中线上，脐中上4寸处。

【灸法】艾炷灸或温针灸5～9壮，艾条灸10～20分钟或药物天灸。强身保健则采用瘢痕灸，每年1次，或间隔灸3～5壮，或温灸至局部皮肤稍见红晕，每日1次，每月20次，亦可采用累计灸法。

13. 上脘

【功效主治】降逆和胃，宽胸宁神。如胃脘疼痛、呕吐、呃逆、纳呆、痢疾。

【定位】前正中线上，脐中上5寸处。

【灸法】艾炷灸或温针灸5～7壮，艾条温灸10～20分钟。

14. 巨阙

【功效主治】化痰宁心，理气和胃。如心胸疾患、神志疾患、脾胃疾患。

【定位】前正中线上，脐中上6寸处。

【灸法】艾炷灸或温针灸 5 ~ 7 壮，艾条温灸 10 ~ 20 分钟。

15. 鸠尾

【功效主治】宽胸利膈，宁心定志。如胸肺疾患、心神疾患、脾胃疾患。

【定位】前正中线上，剑突下方。

【灸法】艾炷灸 3 ~ 5 壮，艾条灸 10 ~ 20 分钟。

16. 中庭

【功效主治】宽胸理气，降逆止呕。如心痛、胸满、噎膈、呕吐等。

【定位】前正中线上，平第 5 肋间隙。

【灸法】艾炷灸 3 ~ 5 壮，艾条温灸 5 ~ 10 分钟。

17. 膻中

【功效主治】宽胸理气，平喘止咳。如胸肺疾患、心脏疾患。

【定位】前正中线上，两乳头之间，平第 4 肋间隙。

【灸法】艾炷灸 5 ~ 9 壮，艾条灸 10 ~ 20 分钟或药物天灸。强身保健则温灸至皮肤稍见红晕为度，每日 1 次，每月 20 次，也可采用累计灸法。

18. 玉堂

【功效主治】止咳平喘，理气宽胸，活络止痛。如咳嗽、气短喘息、呕吐寒痰、两乳肿痛、咽喉肿痛。

【定位】前正中线上，平第 3 肋间隙。

【灸法】艾炷灸 3 ~ 5 壮，艾条温灸 5 ~ 10 分钟。

19. 紫宫

【功效主治】理气平喘，止咳化痰。如咳嗽、气短、胸痛、胸胁支满等。

【定位】前正中线上，平第 2 肋间隙。

【灸法】艾炷灸 3 ~ 5 壮，艾条温灸 5 ~ 10 分钟。

20. 华盖

【功效主治】利咽止痛，止咳平喘。如咳嗽、气喘、胸痛、胸胁支满等。

【定位】前正中线上，平第 1 肋间隙。

【灸法】艾炷灸 3 ~ 5 壮，艾条温灸 5 ~ 10 分钟。

21. 璇玑

【功效主治】宽胸理气，止咳平喘。如咳嗽、气喘、胸痛、胸胁支满、咽喉肿痛等。

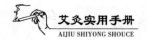

【定位】前正中线上，胸骨柄中央处。

【灸法】温针灸 3 ~ 5 壮，艾条灸 10 ~ 20 分钟。

22. 天突

【功效主治】清音止咳，宣肺平喘。如胸肺疾患、颈部疾患、心与背相控而痛、瘾疹。

【定位】颈部，胸骨上窝正中。

【灸法】艾炷灸 3 ~ 5 壮，艾条灸 5 ~ 15 分钟。

23. 廉泉

【功效主治】通利咽喉，增液通窍。如舌喉疾患。

【定位】喉结上方，舌骨上缘的凹陷处。

【灸法】温针灸 3 ~ 5 壮，艾条灸 10 ~ 20 分钟。

24. 承浆

【功效主治】祛风通络，镇静消渴。如中风昏迷、癫痫、唇紧、面肿、流涎、齿痛龈肿、口舌生疮、暴喑不言。

【定位】下唇下正中凹陷处。

【灸法】艾条温灸 5 ~ 10 分钟。

（鲁 静）

第三章 常见的灸疗器具

第一节 传统灸具

一、单孔、多孔艾灸盒

艾灸盒（图 3-1）是一种特别制作的木质盒形灸具，通过内装小节艾炷并将其固定在盒形内部四周而施灸。此法最早记载于《肘后备急方》："若身有掣痛，不仁，不随处者，取干艾叶以斛许，丸之，内瓦甑下，塞余孔，唯留一目。以痛处着甑目下，下烧艾以熏之，一时间愈矣。"现代的温和灸及木质盒形灸法就是在此基础上发展起来的。

艾灸盒按其规格分大、中、小三种：大号长 20cm，宽 14cm，高 8cm；中号长 15cm，宽 10cm，高 8cm；小号长 11cm，宽 9cm，高 8cm。

艾灸盒的制作：取规格不同的木板，厚约 0.5cm，制成长方形木盒，下面不可安底，上面制作一个可抽拉取下的盖面，与木盒底部相同，在木盒内中下 3 ~ 4cm 部位安置铁纱网一块，木盒双侧板面打出无数小孔，艾灸盒有 1 ~ 8 孔之分，如果要施灸的部位较小，可以选用单孔或双孔灸具；如果施灸的部位较大，像背部、臀部、腹部等，可以使用多孔艾灸盒，可以灸全身的大部分穴位，而且艾灸时热度也合适。此类灸具应用广泛，一般为木制或竹制。

操作方法：艾灸时，把艾灸盒安放于施灸部位的中央，点燃艾炷后，把灸盒对准部位放好，盖上盒盖，艾灸烟可从木盒双侧板面小孔排出。温和灸盒盖可根据温度高低进行调节，若盒内温度过高，受灸者不能耐受时，应

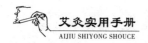

及时将艾炷向上提拉。每次可灸 10 ～ 20 分钟，并可一次灸附近的多个腧穴。此灸法适用于灸治一般常见病，如痛经、宫寒、腰痛、胃脘痛、遗尿、腹泻等。

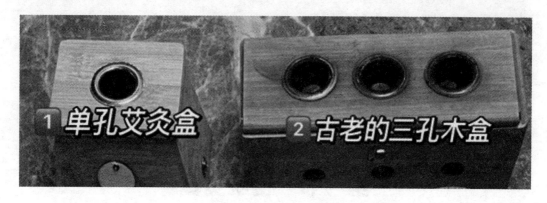

图 3-1　各式艾灸盒

二、温筒灸器

温筒灸（图 3-2）是一种用特制的筒状金属灸具的针灸方法，筒壁有许多圆孔，底部有数十个小孔，筒上部有金属盖，筒身中底部有长柄，便于手持。内装艾炷或艾绒中掺适量药物，点燃后置于患病处或腧穴上反复温熨。温筒灸器有多种，大都底部有许多小散热孔，内有小筒一个，可以装艾绒及药物，艾火的温热通过小散热孔透达腧穴肌肤之内。常用的温筒灸器有平面式和圆锥式两种，平面式适用于较大部位的灸法，圆锥式可作为小部位的点灸用。

操作方法：先将艾炷或艾绒及药物放入小筒点燃，然后在施灸部位上来回熨烫，至皮肤局部发热出现红晕，以受灸者感觉舒适为宜。一般每次温筒灸 10 ～ 20 分钟。此灸法适用于风寒湿痹、腹痛、腹泻、腹胀、痿证等。

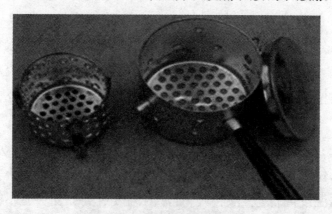

图 3-2　温筒灸器

三、苇管灸器

苇管灸是用苇管，也有用竹管作为灸器，插入耳内施灸的一种方法。此灸法早在唐初已有记述，如《备急千金要方》卷二十六言："卒中风口涡，以苇筒长五寸，以一头刺耳孔中，四畔以面密塞，勿令泄气，一头内大豆一颗，并艾烧之令燃，灸七壮差（瘥）。"之后的《针灸大成》及《针灸集成》亦有记述。

苇管灸器制法：目前临床应用的有两种。①一节形苇管灸器（图3-3苇管灸器1）：其苇管口直径0.4～0.6cm，长5～6cm，苇管的一端做成半个鸭嘴形，另一端用胶布封闭，以备插入耳道内施灸。②两节形苇管灸器（图3-4苇管灸器2）：放艾绒一节的口径较粗，直径0.8～1cm，做成半个鸭嘴形，长4cm；另一节为插入耳道端，口径较细，直径0.5～0.6cm，长3cm，将该节插入前节，连接成灸器，插入耳一端用胶布固定、封闭，以备施灸用。

操作方法：施灸时，取一撮半个花生米大小细艾绒，置于苇管端口半个鸭嘴形处，点燃，将苇管用胶布封闭一端插入耳道内，施灸时耳部有温热感觉，灸完1壮，再换1壮，每次灸3～6壮，10次为1个疗程。此灸法适用于面瘫、眩晕、耳鸣等。

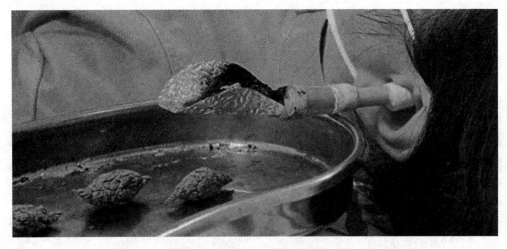

图3-3　苇管灸器1

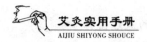

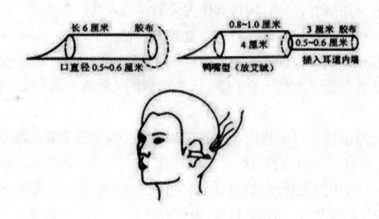

长6厘米　胶布
口直径0.5~0.6厘米

0.8~1.0厘米
4厘米
鸭嘴型（放艾绒）

3厘米　胶布
0.5~0.6厘米
插入耳道内端

图 3-4　苇管灸器 2

第二节　现代灸具

一、随身灸器

随身灸（图 3-5）一般应用于居家，这种灸器具有操作简单、价格低廉且方便携带的优点。随身灸器可采用金属、布袋、陶瓷等不同材质，但基本设计类似，可以将小的艾灸盒用布料固定于身体的穴位处，以达到治疗效果，并且在灸疗的同时还可进行其他的活动，方便实用。

（一）优点：方便、烟小、省艾条。

（二）缺点：火力不够直接，药力需要穿过布套才能渗透到皮肤穴位。

（三）操作方法：

①将随身灸的盒盖打开，插上艾炷并点燃。②盖上随身灸的盒盖，并将其装入布袋内。③将布袋绑在相应的穴位或部位处。

（四）注意事项：

①可以旋转上侧的盖子来调整温度。②最好配用直径 2.5cm 的粗艾条，可增加其火力和耐用时间。③其布包和盒子不用经常清洗，使用久了布包本

身会粘附艾油，高温时可挥发艾草的药性。

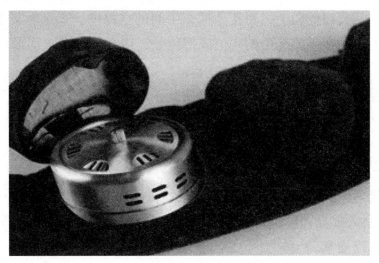

图 3-5　随身灸器

二、艾灸棒

艾灸棒（图3-6）有三种型号：小号、中号、大号。小号艾灸棒配合4mm 的无烟艾条，适合做面部美容时使用，中号和大号铜棒适合身体其他部位艾灸。大部分艾灸棒为纯铜或金属制成，也有部分采用陶瓷制作。

（一）优点：可以滚动灸，尤其可以灸面部，可以用于面部美容、鼻炎调理等。

（二）缺点：温度不可调节，烟比较大。

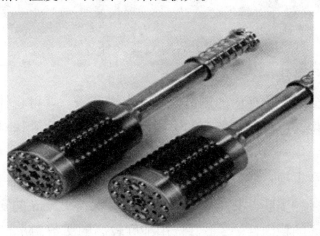

图 3-6 艾灸棒

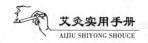

（三）操作方法：

①打开艾灸棒的盖子，将艾条插在中间的空隙中。②点燃艾条，并盖好盖子。③可以贴在需要艾灸的穴位或部位处，也可滚动灸，面部也可使用。

（四）注意事项：

①需要不时地摁动美容棒上端，使艾条下移，以保持艾条火头在灸棒头部位置。②最好选用有烟艾条，中号的无烟艾条用起来温度过烫。

三、陶瓷艾灸杯

以陶瓷为原料，艾灸为主，将多种传统疗法融合的陶瓷艾灸杯（图3-7），杯口设计可做刮痧，还能点穴、拨经，杯身配以按摩乳珠，在艾灸的过程中可以穿插热疗推拿。

（一）优点：火力直接，杯口的聚拢性可增强艾灸效果，并具有多种功效主治。

（二）缺点：温度不可调节，烟比较大，对艾条的纯度要求高。

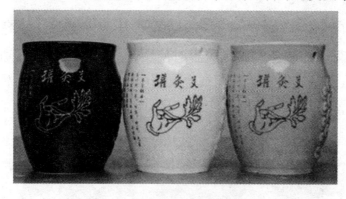

图3-7 陶瓷艾灸杯

（三）操作方法：

①将艾条插入艾灸杯内的铆钉处。②点燃艾条。③可将杯口对准穴位或需要施灸的部位，也可用艾灸杯的边缘刮痧，或用按摩乳珠对相应部位进行按摩。

（四）注意事项：

①因杯口接触皮肤，艾条离杯口的设置应保持2.5cm的安全距离，并保证艾条插入杯底的稳固性。②最好选用纯度较高的艾条，防止艾灰脱落烫伤。

四、艾灸护眼罩

艾灸护眼罩（图3-8），用陶瓷按照人体的眼部结构设计而成，护眼罩内的艾条和眼睛的距离根据普通人的具体耐热度设置恒定，能保证整个艾灸治疗过程中眼周局部都能感受到热力渗透的作用。

（一）优点：舒适方便，操作简单，相对安全。

（二）缺点：温度不可调节，针对部位局限。

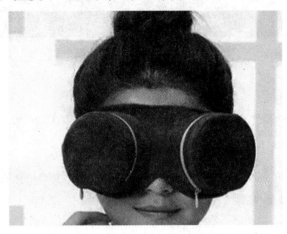

图3-8 艾灸护眼罩

（三）操作方法：

①将艾条两头点燃后卡入眼灸陶瓷内固定，并盖上盖子。②将陶瓷放入布袋内，并收好收缩绳。③将艾灸眼罩置于眼部上方，固定即可。

（四）注意事项：

①艾条需要点燃两端才放入盒中卡扣。②盒盖盖稳后，拉紧眼罩上的收缩绳。

五、艾灸枕

艾灸枕（图3-9）是用陶瓷制成，专门针对颈椎养护设计的，结合了艾灸的药理效果和灸火的温通以及陶瓷受热的物理疗效。在艾灸枕的自体牵引下，艾绒在枕内燃烧对患病颈椎或者头部进行温和熏蒸，增强局部的血液循环与淋巴循环，缓解和消除平滑肌痉挛，解决了头部这一艾灸难点。

（一）优点：舒适方便，操作简单，相对安全，可调理头部多个方位。

（二）缺点：温度不可调节，针对部位局限。

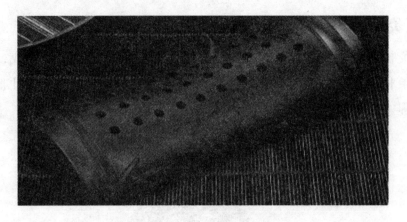

图 3-9 艾灸枕

（三）操作方法：

①打开艾灸枕的盖子，将艾灸条插入相应位置并点燃。②盖好枕盖，置于头部枕后，当作枕头使用。

（四）注意事项：①仰卧时，可艾灸颈部的督脉、膀胱经。

②侧卧时，可艾灸侧头部的胆经、三焦经。

六、足部艾灸盒

足部艾灸盒（图 3-10）主要应用于足底穴位，由于人体的足底包含了各个脏器所对应的穴位，故足底穴位的保健作用更为突出。足部艾灸盒的制作材质及设计亦大同小异，它相当于一个较大的艾灸箱，内部燃艾条，顶部开孔对应于足底穴位。

（一）优点：方便灸足底部，有的还可用于灸腹部、腰部。

（二）缺点：烟比较大。

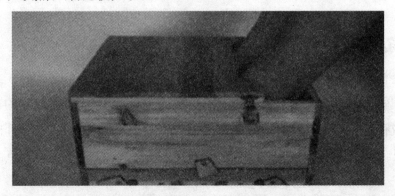

图 3-10 足部艾灸盒

（三）操作方法：

①打开足部艾灸盒的盖子，将艾条放入相应位置并点燃。②盖上足部艾灸盒的盖子，并将脚放入相应位置。

（四）注意事项：

使用时上面搭大毛巾，防止烟雾熏至颜面部。

七、火龙罐

火龙罐（图 3-11）是比较专业的艾灸器具，一般背部使用较多，使用时要按照经络走向摆放在患者背部督脉上，其功效以温、通、调、补为主。

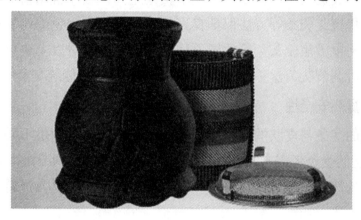

图 3-11　火龙罐

（一）优点：精致美观，使用方便，可以随意地固定在身体穴位上，受灸者可自行调节艾条与身体的距离，温度比较好掌握，而且艾条在相对密封的环境下，产生的热能不易散发，火力均衡，渗透力强。

（二）缺点：固定不方便，需要身体不动或手扶持。

（三）操作方法：

①打开火龙罐的盖子，插入艾条并点燃。②盖上盖子，即可对准相应治疗部位进行操作。

（四）注意事项：

①对要用的艾条、艾绒的质量要求较高。②操作时需要打开灸具下面的通气孔，避免艾条熄灭。③此项操作建议由专业人员进行，不宜自行在家操作。

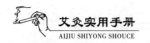

第三节　创新灸具

一、可调式艾灸盒

现代常用的艾灸箱，设计较呆板，艾灸距离固定，难以保证良好的艾灸温度，容易造成烫伤。因需要人工调节艾灸距离，临床常用垫毛巾、垫高艾灸箱、向上提拉艾灸条等方法保证良好的艾灸温度，避免烫伤，但是这些措施容易造成毛巾烫焦、艾灸箱放置不稳定等问题。针对以上缺点，研究者开发了升降式可调节艾灸盒（图3-12），更好地克服了传统艾灸箱的弊端。

（一）提高安全性

1.燃烧的艾条与皮肤的距离可进行个性化的调节，满足不同皮肤温度感觉、不同体型的受灸者需求，且能保证最佳的艾灸温度。调节距离达3～5cm。

2.燃烧的艾条不会暴露在艾灸箱外，而是置于盒子里，可避免艾条过分燃烧造成着火。

3.艾灸箱固定牢靠，受灸者变动体位时不必担心艾灸箱翻倒，从而增加受灸者的安全感，提高受灸者的满意度。

（二）提高临床工作者的工作效率，提高艾灸的治疗质量，提升临床工作者的满意度。

1.使用旧方法调节艾条与受灸者皮肤距离的操作复杂、不安全且耗时，增加了临床工作者的巡视频率。

2.活动性的调节开关设计，即可减少工作量，又可保证最佳的艾灸温度。

（三）增加舒适度

使用传统的艾灸箱艾灸容易产生较大的烟雾，刺激受灸者及施术者的眼睛及呼吸系统，减低舒适度，改良后的艾灸箱增加了防烟、隔烟装置，可解决烟雾问题。

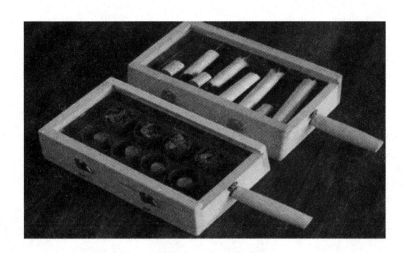

图 3-12 可调式艾灸盒

二、安全型艾灸架

针对现在常用的艾灸箱无法横放、艾灰掉落容易烫伤等不足，研究者研制出了艾灸安全架（图 3-13 ）。

优点：

（1）燃烧的艾条距离作用皮肤保持 5 ~ 7cm，且艾灸灰烬不会直接洒落在皮肤上。

（2）艾灸箱可随体位需要进行高度调整，最高可调高 10cm。调整艾灸箱的高度操作简单，调整后艾灸箱仍固定牢靠。

（3）艾灸箱固定牢靠，受灸者变动体位不用担心艾灸箱翻倒。

（4）可使受灸者保持舒适体位，特别是腰背部及颈部艾灸者，应用安全架后他们可坐起，可侧卧。

（5）受灸者无负重感，因为艾灸箱没有直接放在身体上，而是用架子支撑起来。

（6）艾条熄灭的概率降低，减少了弹灰的工作。

（7）艾灸安全架使艾灰掉落在木板处，烫伤概率大大下降。

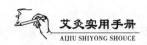

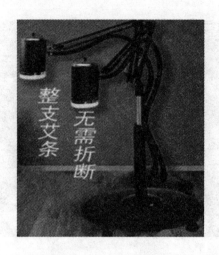

图 3-13 安全型艾灸架

三、艾灸椅

现在比较常见、应用较广泛的艾灸治疗方法如艾条灸及艾箱灸均存在治疗部位受限、耗时、舒适度及安全性低等问题，难以满足受灸者的需求。而艾灸椅（图 3-14）提供了一个舒适的座位，可同时完成多部位的灸疗，可供读书、伏案工作时使用，更响应现代养生的理念，特别适合颈肩腰背部灸疗者。

（一）安全性提高

1.燃烧的艾条与皮肤的距离可进行个性化调节，满足不同皮肤温度感觉的患者。

2.艾灸灰烬不会直接洒落在皮肤上，烫伤风险大大减少。

（二）扩大治疗的范围

1.受灸者可同时艾灸颈部、背部、上肢、下肢、会阴部等多个部位。

2.受灸者无负重感，不用担心艾条会移位，艾灸时体位不受限制，艾灸的同时可以读书、看电脑等，学习、娱乐、养生都不耽误。

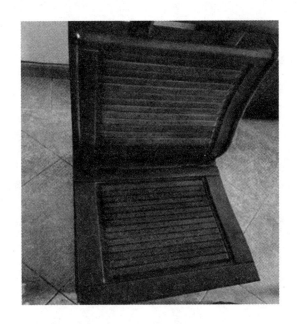

图 3-14 艾灸椅

（王君君）

第四章　常见病的艾灸疗法

第一节　呼吸系统疾病的艾灸疗法

感冒

一、概述

感冒是指感受触冒风邪，邪犯卫表而导致的外感疾病，又称为伤风、冒风、冒寒。主要表现为鼻塞、流涕、喷嚏、咳嗽、头痛、恶寒、发热、全身不适、脉浮等。

中医认为，由外感六淫（风、寒、暑、火、湿、燥）引起的感冒一般病情较轻，全身症状不重，少有传变。感冒是在人体正气不足的条件下，感受六淫之邪（风、寒、暑、湿、燥、火）或疫毒之邪而致的一种外感病，主要是外感六淫、时行病毒。若感受时行病毒，则病情重，发病急，全身症状显著，可发生传变，具有广泛的传染性和流行性。卫外功效主治减弱，外邪乘虚从皮毛、口鼻入侵肺卫，致卫表不和而致病。

时行感冒起病急，全身症状较重，高热，体温可达39～40℃，全身酸痛，待热退之后，鼻塞流涕、咽痛、干咳等肺系症状始为明显。重者高热不退，喘促气急，唇甲青紫，甚则咯血，部分患者出现神昏谵妄。

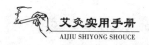

二、证候表现

（一）风寒感冒：恶寒重，发热轻，无汗，头痛，肢节酸疼，鼻塞声重或鼻痒喷嚏，时流清涕，咽痒，咳嗽，痰吐稀薄色白，口不渴或渴喜热饮。舌苔薄白而润，脉浮或浮紧。治法：辛温解表。取手太阴肺经、足太阳膀胱经。

（二）风热感冒：身热较著，微恶风，汗泄不畅，头胀痛，面赤，咳嗽，痰黏或黄，咽燥，或咽喉乳蛾红肿疼痛，鼻塞，流黄涕，口干欲饮。舌苔薄白微黄，舌边尖红，脉浮数。治法：辛凉解表。取手太阴肺经、手阳明大肠经。

（三）暑湿感冒：身热，微恶风，汗少，肢体酸重或疼痛，头昏重胀痛，咳嗽黏痰，鼻流浊涕，心烦口渴，或口中黏腻，渴不多饮，胸闷脘痞，泛恶，腹胀，大便或溏，小便短赤。舌苔薄黄而腻，脉濡数。治法：清暑祛湿解表。取手太阴肺经、足阳明胃经。

（四）气虚感冒：恶寒较甚，发热，无汗，头痛身楚，咳嗽，痰白，咯痰无力，平素神疲体弱，气短懒言，反复易感。舌淡苔白，脉浮而无力。治法：益气解表。取手太阴肺经、足阳明胃经和肺俞。

（五）阴虚感冒：身热，微恶风寒，少汗，头昏，心烦，口干，干咳，少痰。舌红少苔，脉细数。治法：滋阴解表。取手太阴肺经、足阳明胃经和肺俞穴。

三、艾灸技术在感冒中的应用

（一）方一

【取穴】风池、风门、列缺、肺俞、合谷、大椎。

【灸法】①艾条温和灸：每次选用3～5个穴位，每个穴位每次灸治20～30分钟，每日灸1次，直至痊愈为止。②艾炷隔姜灸：每次选用2～4个穴位，每个穴位灸5～7壮，每日灸1次，重症可每日灸治2次，直至痊愈为止。

【主治】风寒感冒者，症见恶寒重者，发热轻，无汗，鼻塞流清涕，口不渴或渴喜热饮，苔薄白，脉浮紧。

（二）方二

【取穴】风门、列缺、肺俞、合谷、大椎、风府、太阳、印堂。

【灸法】①艾条温和灸：每次选用3～5个穴位，每个穴位每次灸

15～30分钟，每日灸1次，直至痊愈为止。②艾炷隔姜灸：每次选用3～5个穴位，每个穴位灸5～7壮，每日灸1次，重症可每日灸治2次，直至痊愈为止。气候骤变时要强灸。

【主治】风寒感冒头痛较重者，症见恶寒重，发热轻，无汗，头痛，鼻塞流清涕，口不渴或渴喜热饮，苔薄白，脉浮紧。

（三）方三

【取穴】风府、风池、列缺、外关、尺泽、天突。

【灸法】①艾条温和灸：每次选用3～5个穴位，每个穴位每次灸15～30分钟，每日灸1次，直至痊愈为止。②艾炷隔姜灸：每次选用3～5个穴位，每个穴位灸5～7壮，每日灸1次，重症可每日灸治2次，直至痊愈为止。③艾炷直接灸：每次选用3～4个穴位，每个穴位灸5～7壮，隔日灸1次。气候骤变时要强灸。

【主治】风寒感冒兼咳嗽者，症见恶寒重，发热轻，无汗，头痛，鼻塞流清涕，咳嗽吐稀白痰，口不渴或渴喜热饮，苔薄白，脉浮紧。

（四）方四

【取穴】风府、风门、列缺、肺俞、大椎、身柱。

【灸法】①艾条温和灸：每次选用3～5个穴位，每个穴位每次灸15～30分钟，每日灸1次，直至痊愈为止。②艾炷隔姜灸：每次选用5个穴位，每个穴位灸5～7壮，每日灸1次，重症可每日灸治2次，直至痊愈为止。③艾炷直接灸：每次选用3～4个穴位，每个穴位灸5～7壮，隔日灸1次。

【主治】风寒感冒、身痛较重者，症见恶寒重，发热轻，无汗，头痛，身痛，鼻塞流清涕，咳嗽吐稀白痰，口不渴或渴喜热饮，苔薄白，脉浮紧。

（五）方五

【取穴】大椎、曲池、外关、尺泽、风池、合谷。

【灸法】艾条温和灸：每次选用3～5个穴位，每个穴位每次灸10～20分钟，每日灸1次，直至痊愈为止。

【主治】风热感冒者，症见发热，微恶风寒，有汗或少汗，鼻塞，流黄浊涕，咳嗽，咽红干痛，口干渴，咯痰黄稠，舌尖红，苔薄黄，脉浮数。

（六）方六

【取穴】大椎、曲池、外关、尺泽、风池、合谷、少商、商阳。

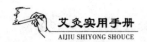
【灸法】艾条温和灸：每次选用5个穴位，每个穴位每次灸10～20分钟，每日灸1次，直至痊愈为止。

【主治】风热感冒咽痛较重者，症见发热，微恶风寒，有汗或少汗，鼻塞，流黄浊涕，咳嗽，咽红干痛，口干渴，咯痰黄稠，舌尖红，苔薄黄，脉浮数。

（七）方七

【取穴】大椎、肺俞、风门、气海、足三里。

【灸法】①艾条温和灸：每次选用3～5个穴位，每个穴位每次灸10～20分钟，每日灸1次，直至痊愈为止。②艾炷隔附子饼灸：每次选用3～5个穴位，每个穴位灸5～7壮，每日灸1次，重症可每日灸治2次，直至痊愈为止。③艾炷直接灸：每次选用3～4个穴位，每个穴位灸5～7壮，隔日灸1次。

【主治】气虚感冒者，症见恶寒，发热，无汗或少汗，头痛，肢体倦怠乏力，咳痰无力，平素神疲乏力，气短懒言，反复易感，舌质淡苔薄白，脉浮。

（八）方八

【取穴】大椎、足三里。

【灸法】①艾条温和灸：每个穴位每次灸20～30分钟，每日灸1次，直至痊愈为止。②艾炷隔附子饼灸：每个穴位灸5～7壮，每日灸1次，重症可每日灸治2次，直至痊愈为止。③艾炷直接灸：每个穴位灸3～5壮，隔日灸1次。

【主治】阳虚感冒者，症见恶寒重，发热轻，四肢欠温，语音低微，舌淡胖有齿痕，脉沉细无力。

（九）方九

【取穴】大椎、委中、肺俞、风府。

【灸法】①艾条温和灸：每个穴位每次灸20～30分钟，每日灸1～2次，直至痊愈为止。②艾炷隔姜灸：每个穴位灸5～7壮，每日灸1～2次，直至痊愈为止。③艾炷直接灸：每个穴位灸5～7壮，隔日灸1次。

【主治】流行性感冒者，症见突然起病，畏寒高热，体温可达39～40℃，多伴头痛、全身肌肉关节酸痛、极度乏力、食欲减退等全身症状，常有咽喉痛、干咳，可有鼻塞、流涕、胸骨后不适等。

（十）方十

【取穴】风池、大椎、太阳、列缺、合谷、关元、中脘、足三里。

【灸法】①艾条温和灸：每个穴位每次灸 20 ~ 30 分钟，每日灸 1 ~ 2 次，直至痊愈为止。②艾炷隔姜灸：每个穴位灸 5 ~ 7 壮，每日灸 1 ~ 2 次，直至痊愈为止。③艾炷直接灸：每个穴位灸 5 ~ 7 壮，隔日灸 1 次。

【主治】胃肠型感冒者，症见恶寒重，发热轻，无汗，头痛，身痛，身塞流清涕，脘腹胀满，不思饮食，大便稀溏，口不渴或渴喜热饮，苔薄白，脉浮紧。

（十一）方十一

【取穴】风门、肺俞、足三里、大椎。

【灸法】①艾条温和灸：每个穴位每次灸 20 ~ 30 分钟，每日灸 1 ~ 2 次，直至痊愈为止。②艾炷隔姜灸：每个穴位灸 5 ~ 7 壮，每日灸 1 ~ 2 次，直至痊愈为止。③艾炷直接灸：每个穴位灸 5 ~ 7 壮，隔日灸 1 次。

【主治】预防感冒。

发热

一、概述

任何原因使肌体产热过多和（或）散热减少，致使体温上升超过正常值时称为发热。

引起发热的原因很多，临床上依病原可分感染性和非感染性两大类，以前者最常见。内热源存在于多形核粒细胞和巨噬细胞内，当上述细胞在外热源或淋巴细胞在抗原作用后产生的淋巴活素的刺激下，释放出内热源，内热源作用于体温中枢即引起发热。

中医学认为，发热分为外感发热和内伤发热两种。外感发热多因外感温热或时疫之邪，由口入气分所致。而内伤发热主要是由于劳倦过度、饮食失调、情志抑郁、血瘀内停、湿热滞留等因素引起脏腑、气血、阴阳失调所致。

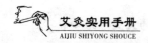

发热是多种疾病的一个共同症状，根据急则治其标、缓则治其本的原则，发热时应该给予退热治疗。但同时，只有对引起发热的原发性疾病进行有效治疗，才能从根本上解除发热的原因。

传统的灸法是以艾草为材料，用燃烧艾草产生的热力去治病的一种方法。因其具有温热的刺激，因此对于发热性疾病长期存在"可灸"与"忌灸"的争论，当今学者从中医理论着手，对灸法治疗发热性疾病进行研究并指出，灸法退热的机制主要有以下五个方面：以热引热，发散透泄；开辟门户，引邪外出：行气活血、祛瘀散结：扶阳济阴，阳生阴长；热因热用、从治之法。有研究表明，皮肤 48℃灸法能有效地拮抗内毒素性皮肤缩血管反应，亦对发热肌体的体表散热过程具有明显的促进作用。此与中医"以热行热""引郁热之气外发"的观点是相契合的。

二、证候表现

（一）阴虚发热：午后潮热，或夜间发热，不欲近衣，手足心热，烦躁，少寐多梦，盗汗，口干咽燥。舌质红，或有裂纹，苔少甚至无苔，脉细数。阴液亏损，阴不制阳，虚热内生。治法：滋阴清热。

（二）血虚发热：发热，热势多为低热，头晕眼花，身倦乏力，心悸不宁，面白少华，唇甲色淡。舌质淡，脉细弱。血虚失养，阴不配阳。治法：益气养血。

（三）气虚发热：发热，热势或低或高，常在劳累后发作或加剧，倦怠乏力，气短懒言，自汗，易于感冒，食少便溏。舌质淡，苔薄，脉细弱。中气不足，阴火内生。治法：益气健脾，甘温除热。

（四）阳虚发热：发热而欲近衣，形寒怯冷，四肢不温，少气懒言，头晕嗜卧，腰膝酸软，纳少便溏。舌质淡胖，或有齿痕，苔白润，脉沉细无力。肾阳亏虚，火不归原。治法：温补阳气，引火归原。

（五）气郁发热：发热，多为低热或潮热，热势常随情绪波动而起伏，精神抑郁，胁肋胀满，烦躁易怒，口干而苦，纳呆。舌红，苔黄，脉弦数。情志抑郁，肝失条达，郁而化火。治法：疏肝理气，解郁泻热。

（六）痰湿郁热：发热，午后热甚，心内烦热，胸闷脘痞，不思饮食，渴不欲饮，呕恶，大便稀薄或黏滞不爽。舌苔白腻或黄腻，脉濡数。痰湿内殖，壅遏化热。治法：燥湿化痰，清热和中。

（七）血瘀发热：午后或夜晚发热，或自觉身体某些部位发热，口燥咽干，但不多饮，肢体或躯干有固定痛处或肿块，面色萎黄或晦暗。舌质青紫或有瘀点、瘀斑，脉弦或涩。血行瘀滞，瘀热内生。治法：活血化瘀。

三、艾灸技术在发热中的应用

（一）方一

【取穴】百会。

【灸法】温和灸：将艾条一端燃着，在所选定之穴位上空悬灸。先反复测量距离，至患者感觉局部温热舒适而不灼烫，即固定不动（一般距皮肤约3cm）。每次灸 10 ~ 15 分钟，以施灸部位出现红晕为度。每日 1 ~ 2 次，一般 7 ~ 10 次为 1 个疗程。

【主治】输液反应导致的发热。

（二）方二

【取穴】百会、大椎。

【灸法】温和灸加刺络法：百会穴采用艾条温和灸，每次 20 分钟，每日 1 次。大椎穴常规消毒后，用三棱针点刺 3 ~ 5 下，然后用大号火罐拔罐15 分钟，出血量可达 10 ~ 20mL，出血越多越好，每日 1 次。

【主治】血瘀发热。

（三）方三

【取穴】大椎、曲池、大杼。配穴：恶风或恶寒明显者，加风门；咳嗽重者，加肺俞；体质虚弱者，加足三里；咽痛咳嗽者，加鱼际；周身疼痛者，加合谷。

【灸法】艾条温和灸：艾条距施灸部位 2 ~ 3cm，每穴施灸 10 分钟。施灸时局部皮肤应红润并有灼热感，以不烫伤皮肤为度。每日灸 1 次。

【主治】外感风寒发热。

（四）方四

【取穴】脾俞、气海、足三里。配穴：气虚者，加百会、神阙、关元；血虚者，加肓俞、膈俞、合谷、绝骨。

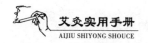

【灸法】艾条温和灸、温盒灸：每次选 3 ~ 5 穴，各灸 10 ~ 15 分钟，以局部皮肤红润温热为宜，每日灸 1 次，10 次为 1 个疗程；或用艾炷隔姜灸，每次选 3 ~ 5 穴，各灸 5 ~ 7 壮，每日灸 1 次，10 次为 1 个疗程。

【主治】气血虚发热。

（五）方五

【取穴】涌泉，足三里。配穴：癫痫者，加十宣。

【灸法】强刺激灸：取穴行强刺激灸 5 ~ 10 分钟，以皮肤微红、点刺有微痛感为度，避免灼伤。灸后观察热势变化，如不降反升，不可施灸；如有缓和趋势，可酌情再用。

【主治】神昏烦躁型发热。

慢性阻塞性肺疾病稳定期

一、概述

慢性阻塞性肺疾病是一种具有气流受限特征的可以预防和治疗的疾病，气流受限不完全可逆，呈进行性发展。慢性阻塞性肺疾病主要累及肺脏，也可引起肺部不良反应。临床上起病缓慢，病程较长，反复急性发作。主要表现为慢性咳嗽、咳痰、气短或呼吸困难、喘息和胸闷，晚期患者有体重下降，食欲减退的症状。

慢性阻塞性肺疾病可分为急性加重期和稳定期，本节主要介绍稳定期。慢性阻塞性肺疾病属于中医学"肺胀"范畴。

二、证候表现

（一）肺脾气虚：咳嗽，喘息，气短，动则加重；神疲、乏力或自汗；恶风，易感冒；纳呆或食少；胃脘胀满或腹胀或便溏。舌体胖大或有齿痕，舌苔薄白或腻。

（二）肺肾气虚：喘息，气短，动则加重；乏力或自汗；易感冒，恶风；

腰膝酸软，耳鸣，头昏或面目虚浮；小便频数、夜尿多，或咳而遗尿。舌质淡、舌苔白。

（三）肺肾气阴两虚：喘息，气短，动则加重；自汗或乏力；易感冒；腰膝酸软；耳鸣，头昏或头晕；干咳或少痰、咳嗽不爽；盗汗；手足心热。舌质淡或红、舌苔薄少或花剥。

三、艾灸技术在慢性阻塞性肺疾病稳定期中的应用

（一）方一

【取穴】脾俞、肺俞、气海、足三里、天突、膻中、定喘、丰隆。

【灸法】脾俞、肺俞、气海、足三里等穴有健脾益气作用，选2穴，用白芥子丸贴敷穴位，糖尿病患者改用艾条温和灸，每次灸10～20分钟，每日1次，10次为1个疗程。天突、膻中、定喘、丰隆有降气平喘化痰的作用，选2穴，方法同上。

【主治】肺脾气虚证。

（二）方二

【取穴】天突、华盖、膻中、中府、大椎、定喘。

【灸法】天灸法：将斑蝥30g，细辛、白胡椒各20g，生麻黄22g，樟脑粉8g，研末后用50g二甲基亚砜或鲜姜汁调成糊状药膏，贴于所选穴位。

【主治】肺肾气虚证。

（三）方三

【取穴】大椎、肺俞、命门、三阴交、气海、关元、太溪、涌泉、足三里。

【灸法】取2～4个腧穴，背部腧穴用小艾炷直接灸，每穴灸7壮，下肢腧穴用艾条回旋灸，每穴灸15分钟，10次为1个疗程。

【主治】肺肾气阴两虚证。

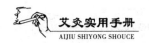
咳嗽

一、概述

咳嗽是指肺失宣降，肺气上逆冲击呼吸道发出咳声或伴有咳痰为主要表现的一种病症。中医学认为咳嗽是因外感六淫，脏腑内伤，影响于肺所致有声有痰之证。《素问·病机气宜保命集》曰："咳谓无痰而有声，肺气伤而不清也；嗽是无声而有痰，脾湿动而为痰也。咳嗽谓有痰而有声，盖因伤于肺气动于脾湿，咳而为嗽也。"总因外邪犯肺，或脏腑内伤，累及于肺所致，或肺失宣肃，肺气不清所致。

咳嗽的病因有外感和内伤两类。外感咳嗽因六淫外邪侵袭肺系；内伤咳嗽因脏腑功效主治失调，内邪干肺。不论邪自外而入，或自内而发，均可引起肺失宣肃，肺气上逆，而致咳嗽。

病位在肺，涉及肝、脾、肾等多个脏腑。外感咳嗽属于邪实，为六淫外邪犯肺，肺气壅遏不畅所致。因于风寒者，肺气失宣，津液凝滞；因于风热者，肺气不清，热蒸液聚为痰；因于风燥者，燥邪灼津生痰，肺气失于润降，则发为咳嗽。若外邪未能及时解散，还可发生演变转化，如风寒久郁化热，风热灼津化燥，肺热蒸液成痰等。内伤咳嗽，病理因素主要为痰与火。痰有寒热之别，火有虚实之分。痰火可互为因果，痰可郁而化火（热），火能炼液灼津为痰。因其常反复发作，迁延日久，脏气多虚，故病理性质属邪实与正虚并见。虚实之间尚有先后主次的不同。他脏有病而及肺者，多因实致虚。如肝火犯肺者，每见气火炼液为痰，灼伤肺津。痰湿犯肺者，多因湿困中焦，水谷不能化为精微上输以养肺，反而聚生痰浊，上干于肺，久延则肺脾气虚，气不化津，痰浊更易滋生，此即"脾为生痰之源，肺为贮痰之器"的道理。甚则病及于肾，以致肺虚不能主气，肾虚不能纳气，由咳致喘。如痰湿蕴肺，遇外感引触，痰从热化，则易耗伤肺阴。肺脏自病者，多因虚致实。如肺阴不足每致阴虚火旺，灼津为痰；肺气亏虚，气不化津，津聚成痰，甚则痰从寒化为饮。

二、证候表现

（一）风寒袭肺：咳嗽声重，气急，咽痒，咳白稀痰，常伴有鼻塞，流清涕，头痛，肢体酸痛，恶寒发热，无汗。舌苔薄白，脉浮或浮紧。风寒袭肺，肺气失宣。治法：疏风散寒，宣肺止咳。

（二）风热犯肺：咳嗽频剧，气粗或咳声嘶哑，喉燥咽痛，咳痰不爽，痰黏稠或色黄，常伴有鼻流黄涕，口渴，头痛，恶风，身热。舌红，苔薄黄，脉浮数或浮滑。风热犯肺，肺失清肃。治法：疏风清热，宣肺止咳。

（三）风燥伤肺：干咳无痰，或痰少而黏，不易咳出，或痰中带有血丝，咽喉干痛，口鼻干燥，初起或伴有少许恶寒，身热头痛。舌尖红，苔薄白或薄黄而干，脉浮数或小数。风燥伤肺，肺失清润。治法：疏风清肺，润燥止咳。

（四）痰湿蕴肺：咳嗽反复发作，咳声重浊，因痰而嗽，痰出则咳缓，痰多色白，黏腻或稠厚成块，每于晨起或食后咳嗽痰多，胸闷脘痞，纳差乏力，大便时溏。舌苔白腻，脉濡滑。脾湿生痰，上渍于肺，壅遏肺气。治法：燥湿化痰，理气止咳。

（五）痰热郁肺：咳嗽气粗，喉中可闻及哮声，痰多黄稠或黏厚，咳吐不爽，或有热腥味，或夹有血丝，胸胁胀满，咳时引痛，常伴有面赤，或有身热，口干欲饮。舌红，苔薄黄腻，脉滑数。痰热壅肺，肺失肃降。治法：清热化痰，肃肺止咳。

（六）肝火犯肺：上气咳逆阵作，咳时面红目赤，引胸胁作痛，咽干口苦，常感痰滞咽喉而咳之难出，量少质黏，或痰如絮条，症状可随情绪波动而增长。舌红，苔薄黄少津，脉弦数。肝郁化火，上逆侮肺。治法：清肺治肝，化痰止咳。

（七）肺阴亏虚：干咳，咳声短促，痰少质黏色白，或痰中带血丝，或声音逐渐嘶哑，口干咽燥，午后潮热，颧红盗汗，常伴有日渐消瘦，神疲乏力。舌红少苔，脉细数。肺阴亏虚，虚热内灼，肺失润降。治法：养阴清热，润肺止咳。

三、艾灸技术在咳嗽中的应用

（一）方一

【取穴】天突、定喘、合谷、膻中、肺俞、大杼。

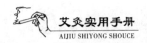
【灸法】①艾条温和灸：每次选用2~4个穴位，每个穴位每次灸15~20分钟，每日灸1次。②艾炷隔姜灸：每次选用2~4个穴位，每个穴位每次灸5~7壮，每日灸1次，重症可每日灸2次。

【主治】咳嗽频作，声重，咽痒，痰白清稀，鼻塞流涕，恶寒无汗，发热头痛，全身酸痛，舌苔薄白，脉浮紧。

（二）方二

【取穴】天突、风门、肺俞、厥阴俞、膏肓、大椎、定喘、至阳、脾俞、肾俞。

【灸法】①艾条温和灸：每个穴位每次灸10~15分钟，每日灸1~2次。②艾炷隔姜灸：每次选用2~4个穴位，每个穴位灸5~7壮，每日灸1次，重症可每日灸2次。

【主治】发热恶寒，头痛，鼻塞流涕，咽痛，咳嗽，痰黄白色或黄色。

（三）方三

【取穴】天突、肺俞（双）、合谷（双）、风门（双）、大椎、风池（双）、列缺（双）、中府（双）。

【灸法】①艾条温和灸：每个六位每次灸10~15分钟，每日灸1~2次。②艾炷隔姜灸：每次选用2~4个穴位，每穴灸5~7壮，每日灸1次，重症可每日灸2次。

【主治】风寒咳嗽者，症见咳嗽频作，声重，咽痒，痰白清稀，鼻塞流涕，恶寒无汗，发热头痛，舌苔薄白，脉浮紧。

（四）方四

【取穴】风门（双）、尺泽（双）、少商（双）、肺俞（双）、合谷（双）、列缺（双）、曲池（双）。

【灸法】①艾条温和灸：每个穴位每次灸10~15分钟，每日灸1~2次。②艾炷隔姜灸：每次选用2~4个穴位，每穴灸5~7壮，每日灸1次，重症可每日灸治2次。

【主治】风热咳嗽者，症见咳嗽痰黄黏稠，色黄，口干咽痛，鼻流浊涕，伴有发热恶风，头痛，汗出，舌质红，苔薄黄，脉浮数。

（五）方五

【取穴】中脘、脾俞、天突、膻中、肺俞、定喘、合谷、胃俞。

【灸法】①艾条温和灸：每个穴位每次灸 10 ～ 15 分钟，每日灸 1 ～ 2 次。②艾炷隔姜灸：每次选用 2 ～ 4 个穴位，每穴灸 5 ～ 7 壮，每日灸 1 次，重症可每日灸 2 次。

【主治】咳嗽兼食滞者，症见咳嗽声重，痰多色白清稀，胸闷，纳呆，脘腹胀满，呕吐，舌淡，苔厚腻，脉滑数。

（六）方六

【取穴】膻中、脾俞、丰隆、风池、风门、天突、肺俞、阴陵泉。

【灸法】①艾条温和灸：每个穴位每次灸 10 ～ 15 分钟，每日灸 1 ～ 2 次。②艾炷隔姜灸：每次选用 2 ～ 4 个穴位，每穴灸 5 ～ 7 壮，每日灸 1 次，重症可每日灸 2 次。

【主治】风寒咳嗽痰湿较重者，症见发热恶寒，头痛，鼻塞流涕，咳嗽痰多，痰白清稀，胸闷纳呆，困倦乏力，舌淡，苔白腻，脉浮滑。

（七）方七

【取穴】太渊、脾俞、丰隆、合谷、肺俞。

【灸法】①温和灸：每次选用 3 ～ 4 个穴位，每个穴位每次灸 10 ～ 15 分钟，以灸至局部皮肤红润、温热、舒适为度，每日或隔日灸 1 次。②艾炷灸：每次选用 3 ～ 4 个穴位，每个穴灸 3 ～ 5 壮，艾炷如麦粒大，每日灸 1 次。③隔姜灸：每次选用 3 ～ 5 个穴位，每个穴灸 3 ～ 5 壮，每日或隔日灸 1 次。也可于夏季伏天灸。④瘢痕灸：每次选用 2 ～ 4 个穴位，每个穴灸 3 ～ 7 壮，隔日灸 1 次，或 10 日灸 1 次，也可于夏季伏天灸。艾炷如豆或枣核大。

【主治】痰湿咳嗽者，症见咳声重浊，痰多壅盛，色白而稀，喉间痰声辘辘，胸闷纳呆，神乏困倦，舌淡红，苔白腻，脉滑。

（八）方八

【取穴】脾俞、肾俞、肺俞、气海、丰隆。

【灸法】①艾条温和灸：每次选用 3 ～ 5 个穴位，每个穴位每次灸 10 ～ 15 分钟，每日或隔日灸 1 次。②艾炷灸：每次选用 3 ～ 4 个穴位，每

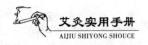
穴灸 3 ~ 6 壮，每日灸 1 次。

【主治】气虚咳嗽者，症见咳而无力，痰白清稀，面色苍白，气短懒言，语声低微，自汗畏寒，舌淡嫩，边有齿痕，脉细无力。

（九）方九

【取穴】肓俞、命门、肾俞、关元、神阙、肺俞。

【灸法】①温和灸：每次选用 3 ~ 4 个穴位，每个穴位每次灸 10 ~ 15 分钟，以灸至局部皮肤红润、温热、舒适为度，每日或隔日灸 1 次。②艾炷灸：每次选用 3 ~ 4 个穴位，每穴灸 3 ~ 5 壮，艾炷如麦粒大，每日灸 1 次。③隔姜灸：每次选用 3 ~ 5 个穴位，每穴灸 3 ~ 5 壮，每日或隔日灸 1 次。也可于夏季伏天灸。④瘢痕灸：每次选用 2 ~ 4 个穴位，每穴灸 3 ~ 7 壮，隔日灸 1 次，或 10 日灸 1 次。也可于夏季伏天灸。艾炷如黄豆或枣核大。

【主治】阳虚咳嗽者，症见咳而无力，痰白清稀，面色苍白，畏寒怕冷，四肢不温，完谷不化，精神不振，舌淡胖，边有齿痕，脉沉细。

（十）方十

【取穴】孔最、照海、太渊、肺俞。配穴：咯血者，首选孔最；腰膝酸软者，加肾俞、命门；胸痛者，加膻中；喘促者，加天突、定喘；痰多者，加丰隆、三阴交；纳呆便溏者，加关元、气海。

【灸法】温和灸：每次选用 3 ~ 4 个穴位，每个穴位每次灸 15 ~ 20 分钟，每日 1 ~ 2 次，以皮肤微红为度，一般 7 ~ 14 日为 1 个疗程。

【主治】肺脾肾虚型咳嗽。

哮病

一、概述

支气管哮喘（bronchialasthma）简称哮病，是由多种细胞（如嗜酸性粒细胞、肥大细胞、淋巴细胞、中性粒细胞、气道上皮细胞等）和细胞组分参与的气道慢性炎症性疾病。

这种慢性炎症导致气道高反应性和广泛多变的可逆性气流受限，并引起反复发作性的喘息、气急、胸闷或咳嗽等症状，常在夜间或清晨发作和加重，多数患者可自行缓解或治疗后缓解。

哮病是全球性疾病，全球约有 1.6 亿患者，我国患病率为 1%～4%，其中儿童患病率高于青壮年，城市高于农村，老年人群的患病率有增高趋势。成年男女患病率相近，约 40% 的患者有家族史。

支气管哮喘是一种常见的发作性肺部过敏性疾病，以冬春发病为多。支气管哮喘属于中医学"哮证""喘证"范畴。中医认为，哮喘发病多由宿痰伏肺，遇因而发，病位在肺，反复发作，久病入络，肺失肃降，致脾肾亏虚，并有痰瘀内阻，造成本病反复发作，迁延不愈。

二、证候表现

（一）发作期（病期诊断中属急性发作期和部分慢性持续期患者）

1. 风哮：时发时止，发时喉中哮鸣有声，反复发作，止时又如常人，发病前多有鼻痒、咽痒、喷嚏、咳嗽等症。舌淡苔白。

2. 寒哮：喉中哮鸣如水鸡声，呼吸急促，喘憋气逆，痰多、色白多泡沫，易咯，口不渴或渴喜热饮、恶寒、天冷或受寒易发。肢冷，面色青晦。舌苔白滑。

3. 热哮：喉中痰鸣如吼，咯痰黄稠，胸闷，气喘息粗，甚则鼻翼煽动，烦躁不安，发热口渴，或咳吐脓血腥臭痰，胸痛，大便秘结，小便短赤。舌红苔黄腻。

4. 虚哮：喉中哮鸣如鼾，声低，气短息促，动则喘甚，发作频繁，甚至持续喘哮，咳痰无力。舌质淡或偏红或紫暗。

（二）缓解期（病期诊断中属缓解期和部分慢性持续期患者）

1. 肺脾气虚：气短声低，喉中时有轻度哮鸣，痰多质稀，色白，自汗，怕风，常易感冒，倦怠乏力，食少便溏。舌质淡，苔白。

2. 肺肾两虚：气短息促，动则为甚，吸气不利，咳痰质黏起沫，脑胀耳鸣，腰膝酸软，心慌，不耐劳累，或五心烦热，颧红，口干。舌质红，少苔，脉细数。或畏寒肢冷，面色苍白。舌苔淡白，质胖。

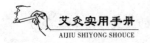

三、艾灸技术在哮证中的应用

(一)方一

【取穴】尺泽、风门、列缺、肺俞、丰隆。

【灸法】①艾条温和灸:每次选用3～4个穴位,每穴灸5～10分钟,每日或隔日灸1次。②艾炷灸:每次选用2～4个穴位,每个穴位每次灸3～5壮,隔日灸1次。③隔姜灸:每次选用3～5个穴位,每穴灸5～7壮,每日或隔日灸1次,必要时1日灸2次。

【主治】呼吸急促,喉中哮鸣有声,胸膈满闷如窒,咳不甚,痰少咳吐不爽,白色黏痰,口不渴,或渴喜热饮,天冷或遇寒而发,形寒怕冷,或有恶寒,喷嚏,流涕等表寒证,舌苔白滑,脉弦紧或浮紧。

(二)方二

【取穴】脾俞、足三里、太渊、定喘、膏肓、肺俞。

【灸法】①艾条温和灸、艾炷灸均可选用。②瘢痕灸:每次选用3～5个穴位,每穴灸3～9壮,10天灸1次。艾炷可酌情选用麦粒大、黄豆大或枣核大。

【主治】脾肺气虚者,喘促短气,气怯声低,动则尤甚,或喉中有轻度哮鸣声,咳痰清稀色白,常自汗畏风,易感冒,每因劳倦、气候变化等诱发哮证,舌淡苔白,脉细弱或虚大。

(三)方三

【取穴】肺俞、定喘、哮喘穴(哮喘穴在第七颈椎旁开1寸处)、丰隆穴。

【灸法】艾炷隔蒜灸:每个穴位每次灸5～7壮,一般每日灸治1次,发作期可1日2～3次,7次为1个疗程。

【主治】哮喘兼痰多。

(四)方四

【取穴】肺俞、肾俞、太溪、关元。

【灸法】①艾条温和灸:每次选用3～4个穴位,每个穴位每次灸5～10分钟,每日或隔日灸1次。②艾炷灸:每次选用2～4个穴位,每穴灸3～5壮,隔日灸1次。

【主治】肺肾两虚者,平素短气息促,动则尤甚,吸气不利,或喉中有轻度哮鸣，腰膝酸软，脑胀耳鸣，劳累后易诱发哮证。或畏寒肢冷，面色苍白，舌淡苔白，质胖嫩，脉象沉细。烦热，汗出黏手，舌红苔少，脉细数。

喘证

一、概述

喘证是以呼吸困难，短促急迫，甚至张口抬肩，鼻翼扇动，不能平卧为主症的疾病。喘证的症状轻重不一，轻者仅表现为呼吸困难，不能平卧；重者稍动则喘息不已，甚则张口抬肩，鼻翼扇动；严重者则喘促持续不解，烦躁不安，面青唇紫，肢冷，汗出如珠，脉浮大无根，发为喘脱。西医学中的肺炎、慢性阻塞性肺疾病、肺源性心脏病、心源性哮喘等属于本病范畴。

喘证常由多种疾患引起，病因复杂，有外感、内伤两大类。外感为六淫外邪侵袭肺系，内伤为痰浊内蕴、情志失调、久病劳欲等。

二、证候表现

（一）实喘

1. 风寒壅肺：喘息咳逆，呼吸急促，胸部胀闷，痰多色白清稀，常伴恶寒无汗，头痛鼻塞，或有发热，口不渴。舌苔薄白而滑，脉浮紧。风寒上受，内舍于肺，邪实气壅，肺气不宣。治法：宣肺散寒。

2. 表寒肺热：喘逆上气，息粗鼻扇，胸胀或痛，咳而不爽，吐痰稠黏，伴形寒，身热，烦闷，身痛，有汗或无汗，口渴。舌质红，苔薄白或黄，脉浮数或滑。寒邪束表，热郁于肺，肺气上逆。治法：解表清里，化痰平喘。

3. 痰热郁肺：喘咳气涌，胸部胀痛，痰多质黏色黄，或为血痰，伴胸中烦闷，身热有汗。口渴而喜冷饮，面赤咽干，小便赤涩，大便或秘。舌质红，苔黄腻，脉滑数。邪热蕴肺，蒸液成痰，痰热壅滞，肺失清肃。治法：清热化痰，宣肺平喘。

4. 痰浊阻肺：喘咳痰鸣，胸中满闷，甚则胸盈仰息，痰多黏腻色白，咳吐不利，呕恶纳呆，口黏不渴。舌质淡，苔白腻，脉滑或濡。中阳不运，积

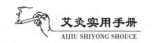

湿生痰，痰浊壅肺，肺失肃降。治法：祛痰降逆，宣肺平喘。

5.肺气郁痹：每遇情志刺激而诱发，突然呼吸短促，息粗气憋，胸胁闷痛，咽中如窒，喉中痰鸣不著，平素多忧思抑郁，或失眠心悸，或心烦易怒，面红目赤。舌质红，苔薄白或黄，脉弦。肝气郁结，气逆犯肺，肺失宣降。治法：开郁降气平喘。

（二）虚喘

1.肺气虚耗：喘促短气，气怯声低，喉有鼾声，咳声低弱，痰吐稀薄，自汗畏风，或咳呛，痰少质黏，烦热口干，咽喉不利，面颧潮红。舌质淡红，或舌红少苔，脉软弱或细数。肺气亏虚，气失所主，或肺阴亦虚，虚火上炎，肺失清肃。治法：补肺益气。

2.肾虚不纳：喘促日久，动则喘甚，呼多吸少，气不得续，形瘦神惫，跗肿，汗出肢冷，面青唇紫，或见喘咳，面红烦躁，口咽干燥，足冷，汗出如油，舌质淡，苔白或黑润，或舌红少津，脉沉弱或细数。肺病及肾，肺肾俱虚，肾不纳气。治法：补肾纳气。

3.正虚喘脱：喘逆剧甚，张口抬肩，鼻翼扇动，不能平卧，稍动则咳喘欲绝，或有痰鸣，心悸烦躁，四肢厥冷，面青唇紫，汗出如珠。脉浮大无根，或脉微欲绝。肺气欲绝，心肾阳衰，气失所主。治法：扶阳固脱，镇摄肾气。

三、艾灸技术在喘证中的应用

（一）方一

【取穴】初伏：大椎、肺俞、天突、心俞。中伏：身柱、膻中、肾俞。未伏：定喘、风门、璇玑、脾俞。

【灸法】天灸法：药物组成，白芥子、甘遂、麻黄、延胡索、细辛、半夏等。以上各药按比例研粉后装瓶密封备用。使用时用新鲜姜汁调成膏状，穴位常规消毒，取黄豆大小的药膏，用4cm×4cm胶布固定于上述穴位上。每伏各贴药1次，双侧取穴。若中伏为20天时，在中伏第二个10天内加贴1次。成年人每次贴敷6～8小时，儿童应根据年龄酌减，贴药后皮肤有热感、灼痛感，若皮肤出现水疱，应注意保护创面，避免抓破引起感染。3年为1个疗程。

【主治】肺气虚耗。

（二）方二

【取穴】中府、脾俞、膻中、天突、肾俞、神阙、关元。

【灸法】①艾条温和灸：中府、膻中、天突用手持艾条温和灸15分钟左右；②隔姜灸：位于腰腹部的神阙、关元、脾俞、肾俞可施隔姜灸，施灸时间不少于30分钟。

【主治】表寒肺热。

（三）方三

【取穴】列缺、尺泽、风门、肺俞、丰隆。

【灸法】①艾条温和灸：每次选用3～4个穴位，每穴灸5～10分钟，每日或隔日灸1次；②艾炷灸：每次选用2～4个穴位，每个穴位每次灸3～5壮，隔日灸1次；③隔姜灸：每次选用3～5个穴位，每穴灸5～7壮，每日或隔日灸1次，必要时1日灸2次。

【主治】呼吸急促，喉中哮鸣有声，胸膈满闷如窒，咳不甚，痰少咳吐不爽，白色黏痰，口不渴，或渴喜热饮，天冷或遇寒而发，形寒怕冷，或有恶寒，喷嚏，流涕等表寒证。

（吴越杰）

第二节　心血管系统疾病的艾灸疗法

冠心病

一、概述

冠心病是冠状动脉粥样硬化性心脏病的简称，指冠状动脉发生粥样硬化，使血管腔狭窄或闭塞，导致心肌缺血缺氧或坏死而引起的心脏病。冠心病是中老年人的常见病、多发病，部分患者可无临床症状，有症状者主要表现为

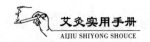

心悸、胸痛、胸闷、呼吸困难等。冠心病的典型症状为心肌缺血引起的胸闷、胸痛、乏力、呼吸困难等，可伴有出汗、恶心、呕吐等症状，病情严重者可出现心力衰竭、低血压或休克等表现。部分患者可出现心室壁瘤、心脏破裂、栓塞性疾病等并发症。

冠心病可分为心痛发作期和缓解期，本节主要介绍缓解期。

冠心病属于中医学"胸痹心痛病"范畴。

二、证候表现

（一）气滞血瘀证：胸痛，胸闷，时止时痛，左右窜行，疼痛多与情绪因素相关，伴有胁胀，喜叹息。舌紫暗、苔白，脉弦。

（二）痰浊痹阻证：胸脘痞闷，气短，如窒而痛，或痛引肩背，肢体沉重，形体肥胖，纳呆痰多。舌暗苔腻，脉弦滑。

（三）心血瘀阻证：胸闷，隐痛，时止时作，气短，懒言，心悸，面色少华，倦怠，头晕目眩，遇劳则甚。舌暗红，质干，脉细弱。

三、艾灸技术在冠心病中的应用

（一）方一

【取穴】膻中、巨阙、关元、内关、肺俞、心俞、足三里。

【灸法】艾炷隔附子饼灸：每次 7～9 壮，每日或隔日 1 次，10 次为 1 个疗程。膻中、巨阙、内关等穴具有温经补阳，活血化瘀，改善心肌缺血的作用，用于治疗心胸病症。

【主治】气滞血瘀证。

（二）方二

【取穴】关元、气海、心俞、膻中、巨阙、脾俞、肾俞、足三里、丰隆。

【灸法】艾炷隔姜灸：每次 3～5 壮，隔日 1 次，10 次为 1 个疗程。

【主治】痰浊痹阻证。

（三）方三

【取穴】膻中、巨阙、关元、内关、肺俞、心俞、通里、神门、间使。

【灸法】艾条温和灸：15～20 分钟，每日或隔日 1 次，10 次为 1 个疗程。

【主治】心血瘀阻证。

高血压病

一、概述

高血压是一种以动脉压升高为主要特征，可伴有脑、血管、心脏、肾脏等器官功效主治性或器质性改变的全身性疾病，分为原发性高血压和继发性高血压。原发性高血压：在绝大多数患者中，高血压的病因不明，称之为原发性高血压，占总高血压病的95%以上。继发性高血压：继发于其他疾病。最常见的是由肾脏及肾上腺疾病所致。本节主要介绍原发性高血压。

原发性高血压病属于中医学"眩晕病"范畴。

二、证候表现

（一）痰湿壅盛：头如裹，胸闷、胸痛，纳少，体胖痰多，肢体麻重。舌胖，苔腻脉滑。

（二）肾虚阳亢：眩晕耳鸣，心烦失眠，腰膝酸软，遗精。舌红少苔，脉弦细数。

（三）肝阳上亢：眩晕目胀，烦躁易怒，面红耳赤，口干，尿赤便秘。舌红苔黄，脉弦数。

三、艾灸技术在高血压病中的应用

（一）方一

【取穴】太冲、足三里、风池、涌泉、绝骨、丰隆、阴陵泉。

【灸法】艾条温和灸：每次15~20分钟，每日或隔日1次，7次为1个疗程。太冲、风池、绝骨、丰隆等穴具有调节脾胃和肝胆的功效主治，有助于降低血压治疗脑血管病、高血压、面神经麻痹等病症。

【主治】痰湿壅盛证。

（二）方二

【取穴】太冲、足三里、风池、涌泉、绝骨、太溪。

【灸法】艾炷灸：每次3~5壮，隔日1次，3次为1个疗程。

【主治】肾虚阳亢证。

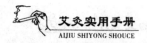
（三）方三

【取穴】太冲、足三里、风池、涌泉、绝骨、曲池、肝俞。

【灸法】艾条温和灸：每次 15 ～ 20 分钟，每日或隔日 1 次，7 次为 1 个疗程。

【主治】肝阳上亢证。

心悸

一、概述

心悸是一种自觉心脏跳动的不适感或心慌感，不能自主，或脉搏跳动参差不齐的一种症候。当心率加快时感到心脏跳动不适，心率缓慢时则感到搏动有力。心悸时，心率可快、可慢，也可有心律失常，心率和心律正常者亦可有心悸。

心悸属于中医学"惊悸""怔忡"范畴。

二、证候表现

（一）气血不足：善惊易恐，动则悸发，静则悸缓，多梦，易醒，气短乏力，目眩，头晕，自汗，面色少华，纳呆，目涩，唇甲淡白，四肢麻木。

（二）心阴亏虚：易惊，易醒，虚烦多梦，盗汗，头晕耳鸣，口干，五心烦热。

（三）脾肾阳虚：眩晕气短，胸脘痞闷，腹胀纳呆，腰痛肢凉，便溏，阴冷畏寒，水肿尿少，面色少华。

三、艾灸技术在心悸中的应用

（一）方一

【取穴】心俞、脾俞、膈俞、膻中、气海、关元、间使、内关、足三里。

【灸法】艾条温和灸：每次 15 ～ 20 分钟，每日 1 次，10 次为 1 个疗程。心俞、膻中、间使、内关等穴具有宁心安神、调补阴阳气血、疏通经络的作用，主要用于治疗心痛、心悸、胸痛、胸闷等心胸病症。

【主治】气血不足证。

（二）方二

【取穴】心俞、阴郄、郄门、神门、三阴交、太溪。

【灸法】艾炷灸：每次3壮，每日1次，10次为1个疗程。

【主治】心阴之虚证。

（三）方三

【取穴】脾俞、肾俞、命门、关元、内关、足三里。

【灸法】艾条雀啄灸：每次10~15分钟，每日1次，10次为1个疗程。

【主治】脾肾阳虚证。

（熊　艳）

第三节　消化系统疾病的艾灸疗法

呕吐

一、概述

呕吐是指胃失和降，气逆于上，迫使胃中的食物和水液等内容物经口吐出，或仅有干呕恶心的一种病症。由于引起呕吐的原因不同，故其症状与呕吐物各有不同，或无声而呕吐，或食后即吐，或不食干呕，呕吐之物或多或少。有声有物谓之呕，有物无声谓之吐，无物有声谓之干呕，呕与吐往往并见，故一般合称呕吐。病位在胃，但与肝、脾有密切的关系。可由实转虚，可因饮食、情志所伤，而呈现虚实夹杂之证。常见有呕吐涎沫、清水、脓血等，表现为饮水则呕、得食则吐、朝食暮吐、暮食朝吐，常伴随脘腹疼痛或胀满、纳呆、便溏等症状。

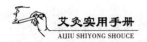

呕吐的过程可分为恶心、干呕与呕吐三个阶段。

二、证候表现

（一）外邪犯胃证：以突发呕吐，频频泛恶，胸脘痞闷为主要表现。舌苔白腻，脉濡。

（二）饮食停滞证：以呕吐酸腐量多，或吐出未消化的食物，嗳气厌食，脘腹胀满，得食更甚，吐后反快为主要表现。舌苔厚腻，脉滑实有力。

（三）肝气犯胃证：以呕吐吞酸，或干呕泛恶，脘胁胀痛，烦闷不舒，嗳气频频，每因情志不遂而发作或加重为主要表现。舌边红，苔薄腻或微黄，脉弦。

（四）脾胃虚寒：以饮食稍多即欲呕吐，时发时止，食入难化等为主要表现。舌质淡，苔薄白，脉濡弱或沉。

三、艾灸技术在呕吐中的应用

（一）方一

【取穴】大椎、胃俞、内关、中脘。

【灸法】温和灸或回旋灸：每次3～5次，每穴10～20分钟，每日1～2次。

【主治】外邪犯胃证。

（二）方二

【取穴】上脘、中脘、天枢、内关。

【灸法】温和灸或回旋灸：每次3～5次，每穴10～20分钟，每日1～2次。

【主治】饮食停滞症。

（三）方三

【取穴】内关、期门、太冲、阳陵泉。

【灸法】温和灸或回旋灸：每次3～5次，每穴10～20分钟，每日1～2次。

【主治】肝气犯胃证。

（四）方四

【取穴】中脘、脾俞、内关、神阙。

【灸法】艾炷隔姜灸：每次3～5次，每穴各灸5～7壮，7次为1个疗程。

【主治】脾胃虚寒证。

便秘

一、概述

便秘是指粪便在肠内滞留过久，秘结不通，排便周期延长；或周期不长，但粪质干结，排出艰难；或粪质不硬，虽有便意，但排便费力的病症。基本病机为大肠传导功效主治失常，病位在大肠，与脾、胃、肝、肾、肺等脏腑的功效主治失调有关。一般每周排便少于3次，可分为功效主治性便秘和器质性便秘。功效主治性便秘可能与生活规律改变、情绪因素、不合理饮食习惯、不良排便习惯、药物作用等因素有关；器质性便秘可见于结肠良性或恶性肿瘤、肠梗阻、肠粘连、腹腔或盆腔内肿瘤压迫、全身性疾病等。

便秘临床可分为实秘和虚秘。

便秘，中西医同名。

二、证候表现

（一）实秘：大便干结伴有腹胀腹痛，口干口臭，面红心烦，或有身热，小便短赤。

（二）虚秘：四肢不温、嗳气，胸胁痞满，或便后疲乏，或头晕目眩等。

三、艾灸技术在便秘中的应用

（一）方一

【取穴】大肠俞、支沟、天枢、神阙、照海。

【灸法】艾炷隔盐灸：中间放置生姜片，每个穴位每次灸7～9壮，一般每日灸治1次，病情重者可以灸2次，7日为1疗程。

【主治】实秘。

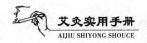

（二）方二

【**取穴**】大肠俞、天枢、足三里、三阴交。

【**灸法**】温和灸：每个穴位每次灸15分钟，每日1次5～7次为1个疗程。

【**主治**】虚秘。

慢性胃炎

一、概述

慢性胃炎是一种十分常见的消化系统疾病，是由各种原因所引起的胃黏膜慢性炎症性病变。本病基本病机为胃失和降、脾失健运、痰湿中阻、郁而化热、气机升降失调，最终导致慢性胃炎的发生。病位在胃，与肝、胆、脾关系密切。多数表现为上胃肠道的消化不良症状，如上腹饱胀、无规律隐痛、嗳气、胃灼热感、食欲减退、进食后上腹部不适加重等，少数患者可伴有乏力、体重减轻及头晕等全身症状。伴有胃黏膜糜烂时，大便潜血可呈阳性，呕血和黑便较为少见。部分患者可无症状。

慢性胃炎可分为浅表性、萎缩性和特殊性三大类。

慢性胃炎属于中医学"胃痛"范畴。

二、证候表现

（一）饮食伤胃：伤食胃痛，厌食拒按，脘腹饱胀，嗳腐吞酸，或呕吐不消化食物，吐后症轻，不思饮食，矢气酸臭。舌苔厚腻，脉弦滑。

（二）肝气犯胃：胃脘胀痛，痛连胁背，嗳气痛轻，气怒痛重，喜长叹息，排便不畅。舌边红，苔白，脉沉弦。

（三）寒邪客胃：胃凉暴痛，遇冷痛重，恶寒喜暖，得温痛减，口淡乏味，泛吐清水，大便稀溏，小便清长。舌淡，苔薄白，脉弦紧。

（四）脾胃虚寒：胃凉隐痛，喜温喜热，空腹加重，得食痛减，纳少便溏，畏寒肢冷，泛吐清水。舌淡，苔薄白，脉沉细迟。

三、艾灸技术在慢性胃炎中的应用

（一）方一

【取穴】胃俞、大横、天枢、梁门。

【灸法】温和灸：每穴灸10分钟左右，每日或隔日1次，10次为1个疗程。

【主治】饮食伤胃证。

（二）方二

【取穴】期门、太冲、内关。

【灸法】温和灸：每穴5~10分钟，每日或隔日1次，10次为1个疗程。

【主治】肝气犯胃证。

（三）方三

【取穴】合谷、胃俞、中脘、梁门、神阙。

【灸法】温和灸：每穴灸30分钟，每日2次，10次为1个疗程。

（四）方四

【取穴】胃俞、脾俞、气海、关元、天枢。

【灸法】艾炷隔姜灸：每穴10~20分钟，每日1次，10次为1个疗程。

【主治】脾胃虚寒证。

功效主治性消化不良

一、概述

功效主治性消化不良是指由胃和十二指肠功效主治紊乱引起的症状，经检查排除引起这些症状的器质性疾病的一组临床综合征。本病病因为饮食不节、七情内伤、劳倦过度等损伤脾胃或禀赋不足，脾胃虚弱，脾失健运，胃失和降，气机阻滞，胃肠运动功效主治紊乱而发病。病位在胃，涉及肝、脾两脏。患者常表现为持续和反复的中上腹疼痛、饱胀或不适，可伴有早饱，嗳气、恶心、呕吐，腹痛无规律性，腹胀多发生于进食后。起病缓慢，病程

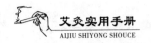
较长，一般超过 1 个月。部分患者有饮食、精神等诱发因素，可伴有偏头痛、肌痛、失眠、焦虑、注意力不集中等症状；动力障碍型以上腹胀、不适、餐后早饱、嗳气为主要表现，餐后加重；溃疡型以上腹痛为主要表现，空腹加重；不定型可兼有之。

功效主治性消化不良可分为动力障碍型和溃疡型。

功效主治性消化不良属于中医学"痞满""胃脘痛""呕吐"等范畴。

二、证候表现

（一）肝胃不和证：胃部胀满或疼痛，心烦易怒，呕恶嗳气，善太息。舌质淡红，舌苔薄白，脉弦。

（二）饮食积滞证：胃脘痞满，胀痛不舒，进食尤甚，恶食呕吐，吐后症轻，大便不调。舌苔垢腻，脉细弦滑。

（三）中气不足证：胃部胀满或疼痛，时轻时重，反复发作，喜温喜按，气短乏力，语声低微，甚或脏器下垂。舌质淡，苔薄白，脉象弦细。

三、艾灸技术在功能性消化不良中的应用

（一）方一

【取穴】内关、中脘、胃俞、太冲、阳陵泉。

【灸法】温和灸：每穴灸 10 分钟左右，隔日 1 次，10 次为 1 个疗程。

【主治】肝胃不和证。

（二）方二

【取穴】胃俞、中脘、天枢、梁门、大横。

【灸法】温和灸：每穴灸 10 ～ 15 分钟，每日 1 次，5 次为 1 个疗程。

【主治】饮食积滞证。

（三）方三

【取穴】胃俞、脾俞、百会、气海、足三里。

【灸法】温和灸或雀啄灸：每穴灸 20 ～ 25 分钟，每日或隔日 1 次，10 次为 1 个疗程。

【主治】中气不足证。

肠易激综合征

一、概述

肠易激综合征是指一组包括腹痛、腹胀、排便习惯和大便性状异常，间歇发作或持续存在，而又缺乏形态学和生物化学异常改变可以解释的症候群，属于胃肠功效主治紊乱性疾病。主要病因病机是在饮食不节、外感时邪、情志失调或禀赋因素如脾胃素虚等多种因素的作用下，肝失疏泄条达，脾胃升降失调，日久不愈，波及心肾；亦可导致肾失摄纳，心不藏神，其间又夹有寒、湿、热、瘀等诸邪瘀滞。病位主要在肝、脾、胃及大肠，日久不愈可及心肾。主要以肠道症状为主，局限性或弥漫性腹痛或腹部不适、腹泻，一般每日3～5次，排便过程异常，便秘，排便困难，部分患者腹泻与便秘交替发生。

肠易激综合征可分为腹泻型、便秘型和腹泻便秘交替型。

肠易激综合征属于中医学"腹痛""便秘""腹泻"等范畴。

二、证候表现

（一）脾肾阳虚证：腹中雷鸣，脐腹冷痛，肠鸣即泻，泻下完谷，泻后则安，腹部喜按，腰膝酸软，女子月经不调，男子阳痿早泄。舌淡苔白，脉沉细。

（二）脾虚湿盛证：腹部不适或疼痛，时作时止，迁延反复，喜温喜按，稍进油腻或寒凉食物则大便次数明显增多，脘闷不舒，面色萎黄。舌淡胖，苔白腻，脉细弱。

（三）肝脾不和证：腹痛胀闷，痛无定处，情绪紧张时腹痛、泄泻、肠鸣加剧，得矢气嗳气或便后痛减。舌淡红，脉弦。

三、艾灸技术在肠易激综合征中的应用

（一）方一

【取穴】肾俞、命门、神阙、气海、关元。

【灸法】以上5穴，按部位分2组，肾俞、命门为第一组，神阙、气海、

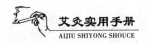
关元为第二组。隔附子饼灸。每穴灸 15 分钟左右，灸 7 ~ 14 壮，连灸 5 次，10 次为 1 个疗程。

【主治】脾肾阳虚证。

（二）方二

【取穴】脾俞、阴陵泉、气海、足三里。

【灸法】脾俞、气海用隔姜灸，阴陵泉、足三里用温和灸，每穴灸 10 ~ 15 分钟，每日 1 次，10 次为 1 个疗程。

【主治】脾虚湿盛证。

（三）方三

【取穴】肝俞、太冲、行间。

【灸法】温和灸：每穴灸 5 ~ 10 分钟，灸 5 ~ 7 壮，隔日 1 次，10 次为 1 个疗程。

【主治】肝脾不和证。

病毒性肝炎

一、概述

病毒性肝炎是由多种肝炎病毒引起的，以肝脏的急性炎症和坏死为主要特征的一组传染病。本病病因病机复杂，并非单一因素致病，是湿、热、毒、虚、瘀多个病理因素相互作用的结果，其中以疫毒侵袭，正气不能抗邪为主要因素，湿毒为患，肝脾同病。病位在肝、胆、脾胃。慢性肝炎主要表现为恶心、厌油、纳呆、乏力、食欲减退、双胁胀满和疼痛、胸闷、两目干涩，身体和眼睛发黄，可有肝掌、蜘蛛痣、肝区叩击痛等；急性肝炎主要是急性黄疸型肝炎，表现为畏寒、发热、乏力、食欲缺乏、恶心、厌油等，症状持续 5 ~ 7 天转为黄疸期，黄疸出现自觉症状消失，黄疸期持续 2 ~ 6 周转为恢复期，症状体征基本消失；重型肝炎起病急，进展快，黄疸深，可迅速出现精神症状。

病毒性肝炎可分为急性、慢性、重型和淤胆型肝炎。

病毒性肝炎属于中医学"胁痛""黄疸"等范畴。

二、证候表现

（一）肝胆湿热证：胁肋胀痛，口苦口黏，恶心呕吐，小便黄赤，大便不爽，或兼有身热恶寒。舌红，苔黄腻，脉弦滑数。

（二）肝郁气滞证：胁肋胀痛，甚则引及胸背肩臂，情志变化可引起疼痛增减，嗳气频作，胸闷腹胀，得嗳气则胀痛稍舒。舌苔薄白，脉弦。

（三）瘀血阻络证：胁肋刺痛，痛有定处，入夜痛甚，痛处拒按。舌质紫暗，脉沉涩。

三、艾灸技术在病毒性肝炎中的应用

（一）方一

【取穴】侠溪、阳陵泉、阴陵泉。

【灸法】温和灸：每穴灸5分钟左右，隔日1次，10次为1个疗程。

【主治】肝胆湿热证。

（二）方二

【取穴】内关、中脘、行间、太冲。

【灸法】温和灸：每穴灸5～10分钟，每日1次，10次为1个疗程。

【主治】肝郁气滞证。

（三）方三

【取穴】膈俞、期门、太冲、日月。

【灸法】膈俞、期门、日月用温和灸，太冲用温针灸，留针15～20分钟，隔日1次，10次为1个疗程。

【主治】瘀血阻络证。

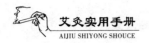

消化性溃疡

一、概述

消化性溃疡是指胃肠黏膜被胃液消化形成的溃疡，可发生于食管、胃、十二指肠、胃空肠吻合口和含有胃黏膜的梅克尔憩室，一般指发生在胃和十二指肠的慢性溃疡。本病的发生与情志失调、饮食不节、外邪入侵等因素密切相关，脾胃虚弱为本病的根本，在本虚的基础上加上外邪的入侵，导致脾胃受损、运纳失常、肝失疏泄、气机不畅，进而产生痰、湿、瘀、热等病理因素，最终导致胃肠脉络受损，腐肌噬肉而形成溃疡。病位在胃肠，与肝、脾关系密切。上腹部疼痛是溃疡病最常见的症状之一，常呈节律性、周期性和长期性的特点，每年春秋季节变化时易发病。疼痛的性质常为空腹痛、隐痛、灼痛、胀痛。胃溃疡疼痛发生于进餐半小时后，至下餐前缓解；十二指肠溃疡疼痛为空腹痛、半夜痛，进食后可以缓解。

消化性溃疡属于中医学"胃脘痛""呕吐""嘈杂"等范畴。

二、证候表现

（一）肝胃不和证：胃脘胀痛，痛连两胁，遇情志不遂加重，嗳气或矢气则舒，口苦，胸闷食少，喜长叹息，大便不畅。舌苔薄白，脉弦。

（二）脾胃虚寒证：胃脘隐痛，喜温喜按，遇冷或劳累易发作和加重，空腹痛重，得食痛减，食后腹胀，神疲懒言，手足不温，大便溏薄。舌质淡，苔薄白，脉细弱或沉细。

（三）脾胃湿热证：胃脘疼痛，痞胀不适，恶心欲吐，口干不欲饮，不思饮食，小便黄，大便不爽。舌质红，苔黄腻，脉滑或滑数。

三、艾灸技术在消化性溃疡中的应用

（一）方一

【取穴】期门、太冲、内关。

【灸法】温和灸，每穴 5 ~ 10 分钟，每日或隔日 1 次，10 次为 1 个疗程。

【主治】肝脾不和证。

（二）方二

【**取穴**】胃俞、脾俞、气海、关元、天枢。

【**灸法**】温和灸：每穴灸 10 ~ 15 分钟，每日 1 次，10 次为 1 个疗程。

【**主治**】脾胃虚寒证。

（三）方三

【**取穴**】胃俞、大横、天枢、梁门。

【**灸法**】温和灸：每穴灸 10 分钟左右，每日或隔日 1 次，10 次为 1 个疗程。

【**主治**】脾胃湿热证。

胃下垂

一、概述

胃下垂是指站立时，胃的下缘到达盆腔，胃小弯弧线最低点降至髂嵴连线以下的一种病症。本病病因包括体质因素、饮食不慎、劳逸过度、情志内伤、外感邪气等，还与痰饮、瘀血和湿浊等病理产物有关。对于本病的病机，以往中医学者认为本病以中气下陷、脾胃虚弱为主。但近年来发现本病临床上多见于脾、胃、大小肠功效主治失常所导致的气机阻滞、气机升降失调、湿浊痰饮瘀血内阻、寒热失调、阴阳失衡、虚实传变等。病位在胃，与肝、脾、肾密切相关，涉及心、肺、胆。轻度胃下垂患者多无明显症状。中度以上胃下垂患者则表现为不同程度的上腹部饱胀感，食后尤甚，并可见嗳气、厌食、便秘、腹痛等症状。腹胀可于餐后、站立过久和劳累后加重，平卧时减轻。此外，患者常有消瘦、乏力、低血压、心悸和眩晕等表现。

胃下垂属于中医学"痞满""胃脘痛"等范畴。

二、证候表现

（一）肝胃不和证：胃脘痞胀，甚则胀及胸胁，嗳气频频，食后尤甚，心烦易怒。舌质淡红，苔薄白，脉细弦。

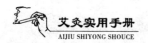
（二）脾虚饮停证：脘腹胀满不舒，胃内振水声或水在肠间辘辘有声，恶食呕吐，嗳腐吞酸，或伴头晕目眩，心悸气短。舌质淡，苔厚腻，脉弦滑或弦细。

（三）胃阴不足证：胃脘痞满，隐隐作坠疼痛，时轻时重，饥不欲食，口燥咽干，神疲乏力，少气懒言，语声低微，甚或脏器下垂。舌质淡，苔薄白，脉细数。

三、艾灸技术在胃下垂中的应用

（一）方一

【取穴】内关、中脘、太冲、阳陵泉。

【灸法】温和灸：每穴灸10分钟左右，隔日1次，10次为1个疗程。

【主治】肝胃不和证。

（二）方二

【取穴】胃俞、中脘、天枢、梁门、大横。

【灸法】温和灸：每穴灸10～15分钟，每日1次，5次为1个疗程。

【主治】脾虚欣僖证。

（三）方三

【取穴】胃俞、脾俞、百会、气海、足三里。

【灸法】温和灸：每穴灸20～25分钟，每日或隔日1次，10次为1个疗程。

（敖明慧）

第四节 泌尿生殖系统疾病的艾灸疗法

石淋

一、概述

因湿热久蕴，煎熬尿液成石，阻滞肾系所致。以疼痛、血尿为主要临床表现。病位在膀胱和肾，涉及肝、脾。

二、证候表现

（一）湿热蕴结：腰或下腹痛，痛处觉热或兼重坠，小便浑浊黄赤，小便时常伴急迫、灼热等。舌苔白腻或黄腻，脉弦沉或滑数。

（二）肝气瘀滞：腰或下腹胀痛，牵引至少腹阴部。舌苔瘀，脉沉。

（三）瘀血内阻：腰或下腹刺痛不移，面色黑或晦暗，小便时夹有血块，疼痛满急加重。舌质紫暗或有瘀点瘀斑，脉细涩。

（四）脾肾不足：腰或下腹陷痛或灼痛或冷痛，遇劳加剧，尿后自觉空痛，余沥不尽，面色无华，腰膝酸软，神疲体倦乏力。脉沉细。

三、艾灸技术在石淋中的应用

（一）方一

【取穴】肾俞、膀胱俞、三阴交、三焦俞。

【灸法】肾俞、膀胱俞、三阴交、三焦俞等穴有清热利湿、引水下行的作用。隔物灸仪艾灸：时间，40～90分钟；温度，38～52℃；艾条悬灸；时间，10～15分钟；艾炷灸：时间，5～7壮。

【主治】湿热温结症。

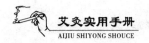

（二）方二

【取穴】肝俞、阴陵泉、行间、太溪、太冲、章门。

【灸法】艾灸悬灸：取 2 ~ 4 个腧穴，每穴灸 5 ~ 10 分钟，每日 1 ~ 2 次。虚证可配合青盐艾炷灸。

【主治】肝气瘀滞证。

（三）方三

【取穴】子宫穴、神阙、关元、中极。

【灸法】隔附子饼灸：将药饼做成底面直径 2cm，厚度 0.2 ~ 0.5cm 的附子饼，用针刺小孔若干，将艾炷放置在药饼上，从顶端点燃艾炷，待燃尽时将其取下置于弯盘内，接续一个艾炷，每穴灸 5 ~ 7 壮。子宫穴，调经理气，提升下陷；神阙穴、关元穴，培元固本，补益下焦；中极穴补肾气清湿热。

【主治】瘀血内阻证。

（四）方四

【取穴】肾俞、脾俞、膀胱俞、胃俞、三焦俞、三阴交、足三里、支沟、血海。

【灸法】麦粒灸：取上述 4 ~ 6 穴，取精艾绒少许，用食指和拇指用力捻搓成稍长于麦粒或米粒样，一个麦粒为 1 壮，将凡士林涂抹于施灸部位，厚度 1 ~ 2mm。将麦粒放置在涂抹于凡士林的穴位上，用线香点燃麦粒顶端，燃烧至剩余 1/5 时取下。第 2 壮可放在第 1 壮未完灰烬上，待燃烧至剩余 1/3 时将其取走；第 3 壮开始，每壮至燃尽时再将其取走。四肢末端每穴 3 ~ 5 壮，肌肉丰厚部位每穴 7 ~ 9 壮，介于两者之间可灸 5 ~ 7 壮。可调畅气机、理气和胃、健脾化湿、通利三焦。

【主治】脾肾不足证。

精癃

一、概述

精癃是老年男性的常见疾病之一。临床特点以尿频、夜尿次数增多、排尿困难为主，严重者可发生尿潴留或尿失禁，甚至出现肾功效主治受损。

二、证候表现

（一）湿热下注证：小便频数黄赤，尿道灼热或涩痛，排尿不畅，甚或点滴不通，小腹胀满；或大便干燥，口苦口黏。舌暗红，苔黄腻，脉滑数或弦数。

（二）脾肾气虚证：尿频，滴沥不畅，尿线细，甚或夜间遗尿或尿闭不通；神疲乏力，纳谷不香，面色无华，便溏脱肛。舌淡，苔白，脉细无力。

（三）气滞血瘀证：小便不畅，尿线变细或点滴而下，或尿道涩痛，闭塞不通，或小腹胀满隐痛，偶有血尿。舌质暗或有瘀点瘀斑，苔白或薄黄，脉弦或涩。

三、艾灸技术在精癃中的应用

（一）方一

【取穴】肾俞、曲骨、足三里、承山、丰隆、阴陵泉、太冲、太白。

【灸法】下肢腧穴用艾条回旋灸，每穴灸15分钟，10次为1个疗程。

【主治】湿热下注证。

（二）方二

【取穴】阴谷、气穴、横骨、肾俞、脾俞、气海、神阙、中脘。

【灸法】腹部腧穴采用面碗灸，以温水调和面粉，做成面碗，将脐灸粉填满神阙穴，将艾炷置于面碗上，从顶端点燃艾炷，每炷燃至剩1/5时更换新艾炷，新艾炷直接堆放上即可，若艾灰过多可向面碗四周拨一拨，每穴灸4～6壮。其余腧穴采用回旋灸，距离穴位3～5cm，每穴灸15分钟，10次为1个疗程。

【主治】脾肾气虚证。

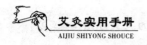
（三）方三

【取穴】身柱、命门、长强、中极、神阙、关元。

【灸法】腹部腧穴采用面碗灸，背部腧穴采用艾箱灸，每次 15 ~ 20 分钟，每日 1 次，7 天为 1 个疗程。

【主治】气滞血瘀证。

肛瘘

一、概述

肛瘘为肛门直肠瘘的简称，是发生在肛门直肠周围的脓肿破溃或切口引流的后遗病变。

二、证候表现

（一）湿热下注证：肛周有溃口，经常溢脓，脓质稠厚，色白或黄，局部红、肿、热、痛明显，按之有索状物通向肛内；可伴有纳呆，大便不爽，小便短赤，形体困重。舌红，苔黄腻。

（二）正虚邪恋证：肛周瘘口经常流脓，脓质稀薄，肛门隐隐作痛，外口皮色暗淡，时溃时愈，按之较硬，多有索状物通向肛内；可伴有神疲乏力，面色无华，气短懒言。舌淡，苔薄。

（三）阴液亏虚证：瘘管外口凹陷，周围皮肤颜色晦暗，脓水清稀，按之有索状物通向肛内；可伴有潮热盗汗，心烦不寐，口渴，食欲不振。舌红少津，少苔或无苔。

三、艾灸技术在肛瘘中的应用

（一）方一

【取穴】大椎、曲池、支沟、太溪、照海、足三里。

【灸法】回旋灸：将点燃的艾条，悬于施灸部位约 3cm 高度，然后均匀地向左右方向移动或反复旋转施灸，移动范围 3cm 左右，每穴灸 15 ~ 20

分钟，10 次为 1 个疗程。

【主治】湿热下注证。

（二）方二

【取穴】阴陵泉、三阴交、神阙、关元、中极、脾俞。

【灸法】麻叶灸：以大麻和花施灸。麻叶为桑科植物大麻的叶，用麻叶和花作柱施灸具有消肿散结、生肌敛疮的作用，每日 1 次，每次灸 5～10 壮。

【主治】正虚毒恋证。

（三）方三

【取穴】三焦俞、肾俞、命门、气海、关元、脾俞、肾俞、足三里。

【灸法】取 2～4 个腧穴，背部腧穴用小艾炷直接灸，每穴灸 7 壮。下肢腧穴用艾条回旋灸，每穴灸 15 分钟，10 次为 1 个疗程。

【主治】阴液亏虚证。

肛痈

一、概述

肛痈指直肠周围间隙发生急慢性感染而形成的脓肿。

二、证候表现

（一）火毒蕴结证：肛门周围突然肿痛，持续加剧，伴有恶寒、发热、便秘、溲赤。肛周红肿，触痛明显，质硬，表面灼热。舌质红，苔薄黄。

（二）热毒炽盛证：肛门肿痛剧烈，可持续数日，痛如鸡啄，夜寐不安，伴有恶寒发热，口干便秘，小便困难。肛周红肿，按之有波动感或穿刺有脓。舌质红，苔黄。

（三）阴虚毒恋证：肛门肿痛、灼热，表皮色红，溃后难敛，伴有午后潮热，心烦口干，夜间盗汗。舌质红，少苔。

147

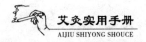

三、艾灸技术在肛痈中的应用

（一）方一

【取穴】曲池、合谷、尺泽、行间、支沟。

【灸法】悬灸法：采用点燃的艾条悬于选定的穴位和病痛部位之上，通过艾的热力和药理作用，每个穴位每次灸 15～30 分钟，每天 1～2 次。

【主治】火毒蕴结证

（二）方二

【取穴】大椎、身柱、灵台、命门、长强、肾俞。

【灸法】冷灸法：用白芥子丸贴敷穴位，每个穴位每次灸 10～20 分钟，每日 1 次，10 次为 1 个疗程。

【主治】热毒炽盛证。

（三）方三

【取穴】关元、阴交、支沟、孔最、太溪、肺俞、肾俞、委中、三阴交、阴陵泉、天枢。

【灸法】让患者取合适体位，使用艾条直接对准穴施灸或者选用适合的灸器进行施灸。每个穴位每次灸 15～20 分钟或以皮肤出现红晕为宜。每日 1～2 次，一般慢性病灸 3 个月后会有所改善或治愈，如作为保健可长期施灸。

【主治】阴虚毒恋证。

痔

一、概述

饮食不洁，燥热增生下迫大肠，或久坐、负重远行等所致，以便血异物感，坠胀、疼痛为主要临床表现。依据发病部位不同分内痔、外痔、混合痔等。

二、证候表现

（一）风伤肠络证：大便带血，色鲜红，大便干燥，肛门疼痛，或有肿物脱出，有时难以还纳。舌红而干，脉弦数。

（二）湿热下注证：肛门肿物脱出，不能自行还纳，大便秘结，疼痛剧烈。舌红，苔黄腻，脉弦紧。

（三）气滞血瘀证：大便带血，色鲜红或暗淡，大便干燥难解，肛门胀疼痛、肿物经常脱出，不能自行回纳，痔核颜色青紫，痔核嵌顿。舌暗，脉弦涩。耳鸣，头昏或头晕；干咳或少痰、咳嗽不爽；盗汗；手足心热；舌质淡或红、舌苔薄少或花剥。

三、艾灸技术在痔中的应用

（一）方一

【取穴】曲池、商阳、阳溪、尺泽。

【灸法】麦粒灸：取精艾绒少许，用食指和拇指用力捻搓成稍长于麦粒或米粒样，一个麦粒为1壮，将凡士林涂抹于施灸部位，厚度1～2mm。将麦粒放置在涂抹于凡士林的穴位上，用线香点燃麦粒顶端，燃烧至剩余1/5时取下。第2壮可放在第1壮未完灰烬上，待燃烧至剩余1/3时将其取走；第3壮开始，每壮至燃尽时再将其取走。四肢末端每穴灸3～5壮，肌肉丰厚部位每穴灸7～9壮，介于两者之间可灸5～7壮。

【主治】风伤肠络证。

（二）方二

【取穴】大肠俞、膀胱俞、三焦俞、气海、支沟、足三里。

【灸法】艾饼灸：将艾绒或药艾制成薄饼状，然后将艾饼置于施灸部位上进行加热施灸。每个穴位每次灸20～30分钟。

【主治】湿热下注证。

（三）方三

【取穴】神阙、气海、关元、天枢、大横。

【灸法】温灸盒：温灸盒是一种特制的木质或竹质盒形灸具，可通过刺激肌表，使局部充血的由木板或竹板制成的长方形盒子，下面不装底，上面制作一个可以随时取下的盒疗方法。施灸时，把温灸盒放在施灸部位的中央，将点燃的艾条对准穴位15～30分钟。温度可用盒盖开合大小来调节，注意防止烫伤。

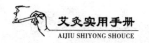

【主治】气滞血瘀证。

直肠息肉

一、概述

直肠息肉，是直肠黏膜或黏膜下腺体局限性增生而形成的赘生物，是一种常见的直肠良性肿瘤。临床上把单个发生的息肉称为单发息肉，多见于儿童；散在发生的少量息肉称为多发性息肉，见于青壮年；如果很多息肉积聚在一段或全段大肠者称息肉病，多为恶性。本症主要由湿热下迫大肠，以致肠道不利，或经络阻滞，瘀血浊气凝聚而成。

二、证候表现

（一）湿瘀阻滞证：大便溏烂不爽或黏液便，或见便下鲜红或暗红血液，或腹痛腹胀，或腹部不适，脘闷纳少。舌质偏暗或有瘀点、瘀斑，苔白厚或腻。

（二）肠道湿热证：腹胀腹痛，大便溏泻，或黏液便，泻下不爽而秽臭，或有便血，或大便秘结，兼口渴喜饮，小便黄，肛门灼热坠胀。舌质偏红，舌苔黄腻。

（三）气滞血瘀证：脘腹胀闷疼痛，或有刺痛，便秘、便血或大便溏，或有痞块，时消时聚。舌质偏暗或有瘀斑。

（四）脾虚夹瘀证：腹痛隐作，大便溏薄，便血色淡，神倦乏力，面色萎黄，纳呆，或畏寒、四肢欠温。舌质淡胖而暗，或有瘀斑、瘀点。

三、艾灸技术在直肠息肉中的应用

（一）方一

【取穴】长强、承山、上巨虚、足三里、大肠俞、命门。

【灸法】回旋灸：将点燃的艾条，悬于施灸部位约3cm高度，然后均匀地向左右方向移动或反复旋转施灸，移动范围3cm左右，每穴灸15～20分钟，10次为1个疗程。

【主治】湿瘀阻滞证。

（二）方二

【取穴】大肠俞、膀胱俞、命门、阴陵泉、丰隆、商丘。

【灸法】回旋灸：将点燃的艾条，悬于施灸部位约 3cm 高度，然后均匀地向左右方向移动或反复旋转施灸，移动范围 3cm 左右，每穴灸 15～20 分钟，10 次为 1 个疗程。

【主治】肠道湿热证。

（三）方三

【取穴】八髎穴、督脉。

【灸法】督脉灸：又称为铺灸，是将铺灸材料铺在人体脊背正中上，用艾绒点燃灸之，以达到温经通络、扶助阳气的一种施灸方法。

【主治】气滞血瘀证。

（四）方四

【取穴】中脘、神阙、天枢、关元、气海、脾俞。

【灸法】隔姜灸：用鲜生姜切成约 0.3cm 厚的薄片，中间用针刺难忍时，可将姜片向上提起，稍作缓解，然后重新放下，继续施灸，可反复灸 3～5 壮，直到局部皮肤潮红为止。

【主治】脾虚夹瘀证。

（陈金凤）

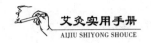

第五节　内分泌系统和代谢性疾病的艾灸疗法

甲状腺功能亢进

一、概述

甲状腺功能亢进（简称甲亢）是一种常见的内分泌腺疾病，由于甲状腺分泌甲状腺激素过多而引起。甲亢属中医学"瘿病""消渴""惊悸""怔忡"等范畴。

二、证候表现

（一）肝郁气滞证：胸闷胁痛，精神抑郁，常因情绪的改变而急躁多汗，恶心呕吐，时有腹泻便溏。苔薄、脉弦。

（二）痰湿凝结证：颈部肿大，胸闷纳呆或恶心呕吐，大便溏薄。苔腻，脉濡滑。

三、艾灸技术在甲状腺功能亢进症中的应用

（一）方一

【取穴】大杼、风门、肺俞、大椎、风池。

【灸法】艾炷灸：分别采用麦粒灸、实按灸方法，每次每穴约灸 7～10 壮，至局部皮肤起红晕、药气温热透达深部为度。每日或隔日 1 次，10 次为 1 个疗程。取上述穴位可疏肝清热，理气解郁。

【主治】肝郁气滞证

（二）方二

【取穴】百会、廉泉、大椎、天突、膻中、曲池。

【**灸法**】壮医药线灸：医者右手示指和拇指持线端，并露出线头1～2cm，将线头点燃，立即甩灭火焰，使之形成圆珠状炭火，随即对准穴位，顺应腕部和拇指的屈曲动作，拇指指腹稳重而敏捷地将有火星的线头直接点按于穴位上，一按火灭为1壮，一般每个穴位点灸1壮即可。取上述穴位可化痰利湿，软坚化瘀。

【**主治**】痰湿凝结证。

糖尿病

一、概述

消渴病是指以多饮、多食、多尿、身体消瘦或尿浊、尿有甜味为特征的一类病症。本证首见于《黄帝内经·灵枢》五变篇言："五脏皆柔弱者，善病消瘅。"《黄帝内经·素问》奇病论篇言："此肥美之所发也，此人必数食甘美而多肥也。肥者令人内热，甘者令人中满，故其气上溢，转为消渴。"《金匮要略》立消渴专篇。《外台秘要·消中消渴肾消篇》云："渴而饮水多，小便数，有脂，似麦片甜者，皆是消渴病也。"后世医家在临床实践的基础上，将本证分为上、中、下三消。渴而多饮为上消，消谷善饥为中消，渴而便数有膏为下消，而且对于消渴兼证亦有详尽的描述。本证的临床症状主要是多饮、多食、多尿，身体消瘦、乏力、尿浊、尿有甜味，或兼痈疽疮疡，或兼雀目或内障耳聋，或蒸热虚汗、肺痿劳咳，或兼水肿痹证，或兼胸痹偏枯等。消渴又称之为消瘅、肺消、膈消、消中等。

二、证候表现

（一）肺热津伤（上消）：口干舌燥，烦渴引饮，虽多饮而口渴不解，尿频量多。舌红苔薄黄，脉洪数。

（二）胃热炽盛（中消）：多食易饥，形体消瘦，口渴多饮，小便频数，或大便干燥。舌红苔黄，脉数有力。

（三）肾阴亏虚（下消）：尿频量多，浑浊如脂膏，尿有甜味，口干唇

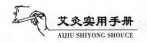
燥，腰膝酸软，身倦乏力。舌红少津，脉细数。

三、艾灸技术在糖尿病中的应用

（一）方一

【取穴】肺俞、尺泽、少商、胃脘下俞、太渊、少府。

【灸法】肺俞、胃脘、下俞用小艾炷无瘢痕灸，每次灸3～5壮；尺泽、少商用艾条行温和灸，灸5分钟后做三棱针点刺放血，隔日1次，10次为1个疗程。取上述穴位以清热润肺，生津止渴。

【主治】上消。

（二）方二

【取穴】中脘、梁门、曲池、内庭、地机。

【灸法】中脘、梁门、曲池可用艾条施温和灸，每次灸5分钟左右，隔日1次，10次为1个疗程。取上述穴位以清胃泻火，和中养阴。

【主治】中消。

（三）方三

【取穴】太溪、然谷、三阴交、复溜、太冲。

【灸法】太溪、然谷、三阴交可施温和灸，每次灸5分钟左右，每日或隔日1次，10次为1个疗程，视病情连续施灸，疗程间隔3～5天。取上述穴位以益肾滋阴，增液润燥。

【主治】下消。

高脂血症

一、概述

高脂血症系血浆中脂质浓度超过正常范围的病症。由于大部分脂质与血浆蛋白结合而转运全身，因此，本病又称高脂蛋白血症。本病一般无明显临床症状，少数有头晕、目干、腰酸、胸闷心烦，高脂血症属于中医"虚损""痰湿""瘀血"范畴。

二、证候表现

（一）肝肾阴虚：头晕目眩、目干、腰膝酸软、口干或自觉身热。舌红苔薄，脉细。

（二）脾虚痰阻：体肥、肢重、腹胀、纳少便溏或见下肢肿。

三、艾灸技术在高脂血症中的应用

（一）方一

【取穴】悬钟、关元、足三里。

【灸法】温和灸：取陈年艾绒，捻成圆锥形艾炷，将艾炷置于穴位上灸之，每个穴位每次灸10分钟，隔日1次。取上述穴位以补肝肾降脂。

【主治】肝肾阴虚证。

（二）方二

【取穴】神阙、丰隆、足三里。

【灸法】温和灸：一般每处灸3～5分钟，至皮肤出现红晕为度。每个六位每次灸10分钟，每日1次。取上述穴位以健脾化痰，升清降浊。

【主治】脾虚痰阻证。

单纯性肥胖症

一、概述

单纯性肥胖是摄入的热量超过消耗的热量，从而使人体脂肪过多积聚，所导致的肥胖。本病的主要表现为体胖、畏热、多汗、易疲劳等。单纯性肥胖症属中医学"肥人"范畴。

二、证候表现

（一）气虚痰壅：体肥而肤色无华，精神倦怠，动则气促，纳食不振，

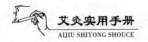

脘腹胀满，大便稀溏，嗜睡自汗，或见肌肤浮肿、头身困重，四肢麻木。脉细或细滑。

（二）阴阳失调：体肥而时见烦躁怕热，时有畏寒肢冷，情绪抑郁或兴奋，失眠或嗜卧，腰脊酸楚，下肢浮肿，午后尤甚，妇女则月经失调。舌淡红苔薄，脉细弱或细弦。

三、艾灸技术在单纯性肥胖症中的应用

（一）方一

【取穴】中脘、足三里、脾俞、气海、天枢、三阴交。

【灸法】在以上穴位自上而下施灸法，每穴灸5分钟。4周为1个疗程，前2周每周治疗5次，后2周隔日治疗1次，疗程间隔1周。取上述穴位以益气健脾化痰。

【主治】气虚痰壅证。

（二）方二

【取穴】水分、天枢、关元、丰隆、足三里、命门。

【灸法】雀啄灸或回旋灸：每次选择2～4个穴位，每穴灸5～10分钟，以灸点皮肤出现红晕为度。每日1～2次，10天为1个疗程。取上述穴位以调和阴阳，利水化痰。

【主治】阴阳失调证。

疲劳综合征

一、概述

疲劳综合征是一种病因不明，以持续半年以上的慢性、反复发作性极度疲劳为主要特征的综合征。疲劳综合征属中医学"五劳""虚劳""失眠""郁证"等范畴。

二、证候表现

（一）肝气郁结：每因情绪波动疲劳加重，活动后减轻，心烦易怒，善太息，胁腹胀痛。舌红，苔薄。

（二）脾气虚弱：神疲乏力，劳则加重，纳呆懒言，面色萎黄。舌淡，苔薄。

（三）心肾不交：心烦少寐，惊悸多梦，头晕耳鸣，腰膝酸软，口干咽燥。舌红，苔少。

三、艾灸技术在疲劳综合征中的应用

（一）方一

【取穴】主穴：脾俞、肝俞、肾俞、关元、足三里、三阴交；配穴：太冲、膻中。

【灸法】隔药灸：选用疏肝解郁的药粉，水调成糊状，做成圆形药饼，将其覆盖在穴位上，每穴灸3壮，每周灸3次，12次为1个疗程，3个疗程结束治疗后，疗程间休息1周。取以上穴位以疏肝解郁。

【主治】肝气郁结证。

（二）方二

【取穴】主穴：脾俞、肝俞、肾俞、关元、足三里、三阴交；配穴：中脘、章门。

【灸法】循经灸疗器灸：每次灸30分钟，6天为1个疗程，每周休息1天后进行下一疗程，一共治疗4个疗程。取以上穴位以健脾益气。

【主治】脾气虚弱证。

（三）方三

【取穴】主穴：脾俞、肝俞、肾俞、关元、足三里、三阴交；配穴：涌泉、神门、太溪。

【灸法】雷火灸加推拿手法：将其置于穴位上，并做好固定，盖上大毛巾，温灸30分钟，注意防止烫伤。每日1次，1个月为1个疗程。取以上穴位以宁心滋肾。

【主治】心肾不交证。

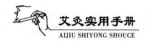

甲状腺功能减退

一、概述

甲状腺功能减退是因甲状腺激素不足而引起肌体代谢过程降低的症群。由于起病时年龄不同，临床表现各异，一般可分为先天性甲状腺功效主治减退症（呆小症）和获得性甲状腺功效主治减退症。甲状腺功能减退症属中医学"水肿""虚劳"范畴。

二、证候表现

（一）肾阳亏损：全身水肿，面色苍白，精神委顿、毛发稀疏，表情淡漠，嗜睡，记忆力减退，性欲减退，形寒肢冷。舌质暗，或见紫斑，脉沉迟或结代。

（二）脾肾阳虚：全身高度水肿，尿量减少，四肢厥冷，怯寒神疲、面色苍黄或㿠白，脘闷腹胀，纳减便溏。舌淡胖，苔白滑，脉沉细。

三、艾灸技术在甲状腺功能减退症中的应用

（一）方一

【取穴】大椎、脾俞、肾俞、心俞、命门、身柱、关元。

【灸法】温和灸：每日1次，每次灸15～20分钟（局部皮肤发红），15～30天为1个疗程，共治疗2个疗程，中间可休息数天。取上述穴位以温肾利水。

【主治】肾阳亏损证。

（二）方二

【取穴】关元、神阙、肺俞、脾俞、胃俞、三焦俞、中脘、阴陵泉、公孙、行间、太溪。

【灸法】温和灸：每次选取3～5穴；艾炷灸：每穴灸3～5壮，隔日1次，15次为1个疗程。取上述穴位以温肾健脾。

【主治】脾肾阳虚证。

（张　静）

第六节　血液系统疾病的艾灸疗法

缺铁性贫血

一、概述

缺铁性贫血是指人体内由于缺少铁元素而引起的血红蛋白合成异常，从而导致人体出现贫血的情况。

铁元素是人体一种重要的营养成分，影响着血液中血红蛋白的合成，如果人体缺铁则可能会导致缺铁性贫血的情况发生，不利于身体健康。缺铁性贫血可能是饮食不佳、慢性消化道出血等原因导致的，常伴有头晕、恶心、乏力等症状，对人体健康影响较大。

缺铁性贫血疾病属于中医学"萎黄"虚损"虚劳"范畴。

二、证候表现

（一）气血两虚：出现血虚时，见面色无华萎黄，皮肤干燥、毛发枯萎、指甲干裂，视物昏花，手足麻木，失眠多梦、健忘心悸、精神恍惚等症状。舌质淡或有齿痕，舌苔薄白，脉搏细弱。

（二）脾肾阳虚：乏力疲劳、腰膝酸软，畏寒怕冷，尿频。舌淡胖有齿痕，苔白腻水滑。

（三）肝肾阴虚：腰酸胁痛，眩晕，耳鸣，遗精，目花，目干，易疲劳，肢麻，胁隐痛，腰膝酸痛，不孕。舌红苔少。

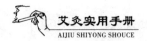

三、艾灸技术在缺铁性贫血中的应用

（一）方一

【**取穴**】三焦俞、脾俞、胃俞、中脘、关元、气海、足三里、三阴交。

【**灸法**】取2个腧穴，背部腧穴用小艾炷直接灸，每穴灸7壮；腹部腧穴用6孔艾盒灸，每穴灸10～20分钟；下肢腧穴用单孔艾盒灸，每穴灸10～20分钟，10次为1个疗程。

【**主治**】气血两虚证。

（二）方二

【**取穴**】足三里、脾俞、肾俞、气海、关元。

【**灸法**】背部腧穴用小艾炷直接灸，每穴灸7壮，腹部腧穴用6孔艾盒灸，每穴灸10～20分钟；下肢腧穴用单孔艾盒灸，每穴灸10～20分钟，10次为1个疗程。

【**主治**】脾肾阳虚证。

（三）方三

【**取穴**】大椎、肝俞、肾俞、命门、气海、关元、涌泉。

【**灸法**】取2个腧穴，背部腧穴用小艾炷直接灸，每穴灸7壮；腹部腧穴用6孔艾盒灸，每穴灸10～20分钟；下肢腧穴用单孔艾盒灸，每穴灸10～20分钟，10次为1个疗程。

【**主治**】肝肾阴虚证。

再生障碍性贫血

一、概述

再生障碍性贫血简称再障，是一种获得性骨髓造血功效主治衰竭症。主要表现为骨髓造血功效主治低下、全血细胞减少和贫血、出血、感染综合征。

再生障碍性贫血属于中医学"虚劳""虚损""血虚""血证"范畴。

二、证候表现

（一）肝肾阴虚：头晕目眩，耳鸣健忘，五心烦热，腰膝酸软，咽干口燥，低热盗汗，胁痛颧红，皮下瘀点，或见尿血，齿龈出血，鼻衄等。舌红少苔，脉细数。

（二）脾肾阳虚：面色㿠白，口唇淡白，形寒肢冷，精神萎靡，气短懒言，纳呆便溏，小便清长。舌淡胖嫩，脉沉细。

（三）肾阴阳两虚：头晕目眩，手足心热，盗汗，口渴咽干不欲饮，畏寒肢冷，面白无华。舌淡苔白，脉细。

（四）肾虚血瘀：面色萎黄，唇甲淡白，头晕，耳鸣，心悸气短，乏力，健忘，腰膝酸软，日久不愈，皮肤可见紫褐色出血点或瘀斑，齿衄，鼻衄，血色暗。舌暗淡或有瘀斑或有瘀点，脉细或细涩。

三、艾灸技术在再生障碍性贫血中的应用

（一）方一

【取穴】肝俞、肾俞、太冲、神阙、关元、气海、命门、足三里、太溪。

【灸法】将艾条点燃，放在穴位上，或者用6孔艾盒灸在穴位上方，每次灸15～20分钟，每周2～3次。

【主治】肝肾阴虚证。

（二）方二

【取穴】艾灸背部、腹部、四肢的穴位，如脾俞、肾俞、关元、气海、水道、涌泉穴、足三里、三阴交。

【灸法】每日灸30～40分钟，以局部皮肤潮红为度，坚持7天时间，效果当会显著。

【主治】脾肾阳虚证。

（三）方三

【取穴】肾俞、八髎、关元、气海、太溪、涌泉。

【灸法】取2个腧穴，背部腧穴用小艾炷直接灸，每穴灸7壮；腹部腧穴用6孔艾盒灸，每穴灸10～20分钟；下肢腧穴用单孔艾盒灸，每穴灸10～20分钟，10次为1个疗程。

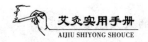

【主治】肾阴阳两虚证。

（四）方四

【取穴】腰阳关、命门、涌泉、足三里、大肠俞、气海、关元。

【灸法】背部腧穴用小艾炷直接灸，每穴灸5壮；腹部腧穴用6孔艾盒灸，每穴灸15分钟；下肢腧穴用单孔艾盒灸，每穴灸15分钟，10次为1个疗程。

【主治】肾虚血瘀证。

血小板减少性紫癜

一、概述

血小板减少性紫癜简称ITP，是一种免疫性综合病症，是常见的出血性疾病。发病年龄一般为20～50岁，女性为男性的3～4倍。患者可能有持续性出血或反复发作，有的表现为局部的出血倾向，如反复鼻衄或月经过多。

原发性血小板减少性紫癜的特征是血液循环中存在抗血小板抗体，过度破坏血小板，引起紫癜的骨髓中巨大核细胞正常或增加，幼稚化。

血小板减少性紫癜属于中医学"血证""发斑""肌衄"范畴。

二、证候表现

（一）血热妄行证：可见色泽新鲜的皮肤紫癜，起病急，多发于下肢，形状不一，大小不等，有的甚至融合成片，患者可出现发热、口渴、便秘、尿黄等症状，常伴有鼻出血、牙龈出血等表现。舌红苔黄，脉弦数。

（二）阴虚火旺证：可见许多颜色紫红的紫斑，多发于下肢，时发时止，可出现头晕目眩、耳鸣、心烦盗汗、低热、两颧红以及鼻出血、牙龈出血、月经量多等情况。舌红少津，脉细数。

（三）气不摄血证：出现的瘀斑多暗淡，时发时止，反复出现，劳累后病情加重，可伴有心悸气短，食欲不振、头晕目眩等症状。舌淡苔白，脉弱。

（四）瘀血内阻证：皮肤易出血，瘀斑呈青紫色，会出现鼻出血、吐血、便血等情况，出血的颜色较深，月经有血块，头发枯黄无光泽，脸色暗淡，下眼睑为青紫色。舌质紫暗，有瘀斑或者瘀点，脉细涩。

三、艾灸技术在血小板减少性紫癜中的应用

（一）方一

【取穴】血海、足三里、涌泉、太溪、三阴交。

【灸法】单孔艾盒灸：每穴灸 10 ~ 20 分钟，10 次为 1 个疗程。

【主治】血热妄行证。

（二）方二

【取穴】肾俞、命门、足三里、三阴交、太冲、涌泉。

【灸法】背部腧穴用小艾炷直接灸，每穴灸 7 壮；腹部腧穴用 6 孔艾盒灸，每穴灸 10 ~ 20 分钟；下肢腧穴用单孔艾盒灸，每穴灸 10 ~ 20 分钟，10 次为 1 个疗程。

【主治】阴虚火旺证。

（三）方三

【取穴】关元、气海、血海、足三里、三阴交、中脘、天枢。

【灸法】腹部腧穴用 6 孔艾盒灸，每穴灸 5 ~ 10 分钟；下肢腧穴用单孔艾盒灸，每穴灸 5 ~ 10 分钟，10 次为 1 个疗程。

【主治】气不摄血证。

（四）方四

【取穴】膈俞、膻中、中脘、太冲、行间、章门、期门。

【灸法】可以每日艾灸 1 ~ 2 次，每次 10 ~ 20 分钟，以局部皮肤潮红为宜，10 次为 1 个疗程。

【主治】瘀血内阻证。

（熊　艳）

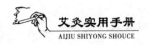

第七节　神经系统疾病的艾灸疗法

眩晕

一、概述

眩是指"眼花"，晕是指视物模糊或眼前发黑，头晕，旋转，站立不稳。因二者常同时出现，故合称眩晕。

中枢性（脑性）、周围性（耳性）、眼源性、中毒性、外伤性等因素，以及贫血、高血压、低血压、颈椎病、心血管疾病、神经官能症等疾病，都能引起眩晕。

二、证候表现

（一）肝阳上亢：心烦易怒，耳鸣，失眠，多梦，或兼面红耳赤，口干苦，尿赤便干，甚则头痛呕哕，语言謇涩，肢麻震颤。

（二）肾精不足：耳鸣，多梦健忘，腰膝酸软，四肢不温，不耐劳作，或遗精滑泄，齿摇发落。

（三）心脾两虚：头晕眼花，劳累即发，甚则晕倒，动则加剧，伴心悸气短，纳呆，神疲懒言，失眠，动则汗出，面色无华。

三、艾灸技术在眩晕中的应用

（一）方一

【取穴】风池、肝俞、肾俞、侠溪、行间、太冲。

【灸法】艾炷隔芹菜根灸：选取几个上述穴位，芹菜根切成厚约0.2cm的薄片，每次3～5壮，每日1次，10次为1个疗程。太冲使用艾条温和灸，每次灸 15 ~ 30 分钟，每日或隔日 1 次，为一个次一疗程。风池、侠溪、行间、太冲等穴具有益气养血、改善脑循环作用，用于治疗眩晕、目赤肿痛、颈项强痛等病症。

【主治】肝阳上亢证。

（二）方二

【取穴】百会、肾俞、命门、太溪、三阴交、涌泉。

【灸法】艾炷灸：每次 3 ~ 5 壮，隔日 1 次。5 次为 1 个疗程。

【主治】肾精不足证。

（三）方三

【取穴】百会、膈俞、脾俞、肾俞、关元、足三里。

【灸法】艾炷隔姜灸：每次 5 ~ 7 壮，每日或隔日 1 次。10 次为 1 个疗程。

【主治】心脾两虚证。

失眠

一、概述

　　失眠是指患者对睡眠时间和（或）质量不满足并影响日间社会功效主治的一种主观体验，是指无法入睡或无法保持睡眠状态，导致睡眠不足。临床以不易入睡、睡后易醒、醒后不能再寐、时寐时醒，容易被惊醒，对声音或灯光敏感，或彻夜不寐为其证候特点，并常伴有日间精神不振、反应迟钝、体倦乏力，甚则心烦懊恼，严重影响身心健康及工作、学习和生活。

二、证候表现

　　（一）心脾不足证：心悸气短，头晕耳鸣，神疲健忘，面色无华，虚烦难眠，多梦易醒，醒后更难以入睡。

　　（二）心肾不交证：心悸善惊，头晕耳鸣，五心烦热，口干津少，神疲健忘，腰膝酸软，心烦不寐，多梦易醒。

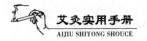

（三）心胆气虚证：心神不安，易惊易恐，夜烦不眠，伴心悸气短。

三、艾灸技术在失眠中的应用

（一）方一

【取穴】心俞、脾俞、膈俞、神门、足三里。

【灸法】艾条温和灸：每次灸 10 ~ 15 分钟，每晚 1 次，7 次为 1 疗程。心俞、神门、足三里等穴具有调整相关的经络气血、安神定志的作用，可用于治疗心烦、失眠、健忘等心与神志病症。

【主治】心脾不足证。

（二）方二

【取穴】心俞、肾俞、志室、大陵、神门、太溪、然谷、涌泉。

【灸法】艾炷隔芹菜根灸：每次灸 3 ~ 5 壮，每晚 1 次。7 次为 1 个疗程。

【主治】心肾不交证。

（三）方三

【取穴】神阙。

【灸法】珍珠层粉敷灸：珍珠层粉、丹参粉、硫黄、冰片等各量，每晚 1 次，7 次为 1 个疗程。

【主治】心胆气虚证。

呃逆

一、概述

呃逆为以胃气不降，上冲咽喉而致喉间呃呃连声，声短而频不能自制，有声无物为主要表现的病症。又名哕、发呃。病位主要在中焦，由于胃气上逆动膈而成。可由饮食不节，胃失和降；或情志不和，肝气犯胃；或正气亏虚，耗伤中气等引起。

二、证候表现

（一）胃中寒滞证：哕声有力，触寒更甚，遇热可减，胃脘不适，腹胀善噫，食欲不振，喜热饮，厌冰食。

（二）脾肾阳虚证：呃声沉缓，连续不已，胃脘不舒，面白肢冷，或久泻便溏，气怯胆虚，腰膝痿弱，手足厥冷。

（三）气滞痰瘀证：呃有痰声，胸胁胀闷，或恶心纳呆，气喘难眠，肠鸣矢气。

三、艾灸技术在呃逆中的应用

（一）方一

【取穴】膈俞、天突、膻中、中脘、梁门、内关、足三里。

【灸法】艾条雀啄灸或艾炷隔姜灸：每次 10～20 分钟，每日 1～2 次，5～7 次为 1 个疗程。膈俞、天突、膻中、中脘等穴具有调畅经络，使胃气转顺，来达到理气和胃、降气平呃的作用。

【主治】胃中寒滞证。

（二）方二

【取穴】膈俞、肾俞、脾俞、膻中、气海、关元、内关、足三里、太溪。

【灸法】艾炷灸：每次 3～5 壮，隔日 1 次，5～7 次为 1 个疗程。

【主治】脾肾阳虚证。

（三）方三

【取穴】膈俞、期门、天枢、内关、丰隆、太冲。

【灸法】艾炷隔姜灸或艾条温和灸：每次 10～20 分钟，每日 1～2 次，5～7 次为 1 个疗程。

【主治】气滞痰瘀证。

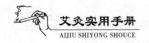
面瘫

一、概述

面瘫又叫面神经麻痹、面神经炎、贝尔麻痹、俗称"歪嘴巴""吊线风"，起病急，主要表现为患侧面部表情肌瘫痪，口眼歪斜，额纹消失，不能皱额蹙眉，眼裂不能闭合或者闭合不全。此病患者还会同时出现同侧舌前味觉减退或消失的症状。

二、证候表现

（一）风寒袭络证：口眼歪斜，目不暝，金精玉液，不能自止。舌淡苔薄白。

（二）风热袭络证：口眼歪斜，目不暝，外感燥热，咽痒不适，吞咽不利。舌红苔黄腻。

（三）气虚血瘀：口眼㖞斜，目不暝不愈，面肌痉挛。舌淡紫苔薄白。

三、艾灸技术在面瘫中的应用

（一）方一

【取穴】风池、翳风、颊车、太阳、合谷、百会、肩井、太冲。

【灸法】艾条温和灸：每次 10 ~ 15 分钟，靠近施灸部位 2 ~ 3cm，每日 1 次，10 次为 1 个疗程。风池、翳风、颊车、太冲等穴具有疏风祛邪、促进局部血液循环，祛病气的作用，可用于治疗头面五官病症。

【主治】风寒袭络证。

（二）方二

【取穴】阳白、下关、地仓、曲池、合谷。

【灸法】艾条雀啄灸：每次 5 ~ 10 分钟，每次灸 3 ~ 5 穴，每日 1 次，10 次为 1 个疗程。

【主治】风热袭络证心肾不交证。

（三）方三

【取穴】听会、阳白、颊车、足三里、血海。

【灸法】艾条温和灸：每次 10 ~ 15 分钟，靠近施灸部位 2 ~ 3cm，每日 1 次，10 次为 1 个疗程。

【主治】气虚血瘀证。

头痛

一、概述

头痛一般是指头颅上半部（眉弓、耳轮上缘和枕外隆突连线以上）的疼痛。眼睛、鼻子、脸部与下颌的疼痛经常传导到头部。头痛病因繁多，神经痛、颅内感染、颅内占位病变、脑血管疾病、颅外头面部疾病，以及全身疾病如急性感染、中毒等均可导致头痛。发病年龄常见于青年、中年和老年人。

二、证候表现

（一）风寒头痛证：起居不慎，坐卧当风，头痛时作，痛连项背，遇风加重。苔薄白，脉浮。

（二）肝阳头痛证：头胀头痛，眩晕耳鸣，心烦易怒，面红口苦，苔薄黄，脉弦有力。

（三）肾虚头痛证：头痛而空，时作时止，不寐健忘，腰膝酸软，遗精带下。舌红少苔，脉细无力。

三、艾灸技术在头痛中的应用

（一）方一

【取穴】百会、太阳、头维、上星、列缺、合谷、风池、风门、阿是穴。

【灸法】艾炷直接灸：每次灸 3 ~ 5 壮，每日 1 次，7 ~ 10 次为 1 个疗程。艾炷隔姜灸：每次 5 ~ 10 壮，每日 1 次，7 ~ 10 次为 1 个疗程。百会、太阳、头维、上星等穴具有疏风清热、散寒祛湿，平肝潜阳，活血化瘀的作用，可用于治疗神经（血管）性头痛、目赤肿痛等病症。

【主治】风寒头痛证。

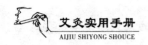

（二）方二

【取穴】百会、太阳、头维、上星、阳辅、太溪、太冲、阿是穴。

【灸法】艾条温和灸：每次灸 10 ~ 15 分钟，靠近施灸部位 2 ~ 3cm，每日 1 ~ 2 次，7 ~ 10 次为 1 个疗程。

【主治】肝阳头痛证。

（三）方三

【取穴】百会、太阳、头维、上星、列缺、合谷、肾俞、太溪、阿是穴。

【灸法】艾条温和灸：每次灸 20 分钟，每日 1 ~ 2 次，7 ~ 10 次为 1 个疗程。

【主治】肾虚头痛证。

神经衰弱

一、概述

神经衰弱是一种以精神易兴奋又易疲劳为特征的神经症，并表现为情绪易激惹、易烦恼、易紧张，还伴有肌肉紧张性疼痛和睡眠障碍等生理功效主治紊乱症状。主要表现为容易兴奋和迅速疲劳，如头昏、头痛、脑胀、失眠、多梦，近事记忆减退，注意力不集中，工作效率低下，烦躁易怒，疲乏无力，怕光，怕声音，耳鸣、眼花、精神萎靡等，并常常有各种躯体不适感，如心悸、气急、食欲不振、尿频、遗精等。

二、证候表现

（一）心脾两虚证：头晕目眩，心悸多梦，易醒，神疲体倦，食少腹胀。舌红少苔，脉弦细数。

（二）阴虚阳亢证：头昏耳鸣，失眠多梦，手足心热，面多潮红，眼花，易怒易躁，寝汗。舌红，苔黄少津，脉细数。

（三）脾肾阳虚证：四肢畏寒，脘腹胀满，神疲乏力，嗜睡，腰膝酸软。舌淡，苔白，脉沉细。

三、艾灸技术在神经衰病中的应用

（一）方一

【取穴】百会、脾俞、肾俞、足三里、内关。

【灸法】艾条温和灸：每次灸 10 ~ 15 分钟，靠近施灸部位 2 ~ 3cm，每日 1 ~ 2 次，7 ~ 10 次为 1 个疗程。百会、足三里、内关等穴具有温经散寒、补益气血、安神养颜、调和阴阳的作用，可用于治疗健忘、不寐、眩晕等心脑病症。

【主治】心脾两虚证。

（二）方二

【取穴】太溪、三阴交、神门、涌泉。

【灸法】艾条温和灸：每次灸 10 ~ 15 分钟，靠近施灸部位 2 ~ 3cm，每日 1 ~ 2 次，7 ~ 10 次为 1 个疗程。

【主治】阴虚阳亢证。

（三）方三

【取穴】关元、命门、脾俞、百会、涌泉。

【灸法】艾炷隔姜灸：每次灸 5 ~ 7 壮，姜片切成 0.2 ~ 0.5cm 片状，每日灸 1 ~ 2 次，10 次为 1 个疗程。

【主治】脾肾阳虚证。

中风

一、概述

中风在医学上称之为脑血管意外，又称脑卒中。中风是一种突然起病的脑血液循环障碍性疾病，是指脑血管疾病的患者，因各种诱发因素引起脑内动脉狭窄、闭塞或破裂，而造成急性脑血液循环障碍，临床上表现为一次性或永久性脑功效主治障碍的症状和体征。常见症状、体征有一侧肢体乏力、麻木、口角歪斜、构音不清、饮水呛咳，严重时还可以导致呼吸、心跳骤停。

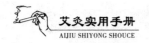

脑卒中分为缺血性脑卒中和出血性脑卒中。

本节主要介绍中风（脑梗死恢复期）。

二、证候表现

（一）风痰阻络证：头面经络不遂，言语不利，中风瘫痪，手足不举，手足麻木，肢体不仁。舌暗紫，苔滑腻。

（二）气虚血瘀证：半身不遂，体不堪劳，面色萎黄。舌质淡紫或有瘀斑，苔薄白。

（三）肝肾亏虚证：肢体偏枯不用，肢软无力，口不能言，意不自得，筋骨挛缩，屈伸不利，舌强语塞，或半身不遂。舌红脉细，或舌淡红。

三、艾灸技术在中风中的应用

（一）方一

【取穴】百会、天窗（健侧）、曲池、肩髎、伏兔、外关、阳陵泉、足三里。

【灸法】艾条温和灸：先灸肢体健侧的天窗穴，艾火距离皮肤 3～4 厘米，以患者感觉温热舒适为度，灸 15 分钟，然后灸百会穴（剪去头发），方法同前。每日 1～2 次。30 天为 1 个疗程，休息 3～5 天后，再进行第 2 疗程。百会、天窗（健侧）、曲池、肩髎等穴具有活血化瘀、疏通血脉、开窍启闭的功效，可用于治疗中风偏瘫、失语等脑血管病。

【主治】风痰阻络证。

（二）方二

【取穴】膈俞、膻中、中脘、三阴交、足三里、合谷、百会。

【灸法】艾条回旋灸：手执艾条以点燃的一端对准施灸部位，距离皮肤 1.5～3cm 左右方向平行往复或反复旋转施灸。每日 1～2 次，每次灸 10～20 分钟。

【主治】气虚血瘀证。

（三）方三

【取穴】肾俞、肝俞、关元、太溪、三阴交、足三里。

【灸法】艾条温和灸：恢复期或后遗症期隔日灸 1 次，每次灸 10～20

分钟，15 次为 1 个疗程。

【主治】肝肾亏虚证。

（丁再新）

第八节　骨伤科疾病的艾灸疗法

落枕

一、概述

落枕，又称失枕，是中医中惯用的称呼，多见于睡姿不良或者颈部受凉而导致，主要表现为颈椎活动明显受限，并且伴有酸痛和不适感，重者颈椎强直，并且伴有疼痛。在西医中一般常用的称呼有急性颈椎关节周围炎、颈部肌肉扭伤、颈椎退行性病变等。

二、证候表现

（一）气血瘀滞（机械性受损）：一般因睡觉时枕头过高、过低、过硬或者睡姿不良，头过度偏转，使得颈部肌肉长时间处于一种过度牵拉状态而导致，表现为颈项刺痛，活动受限，伴有颈部的扭伤时，或痛如锥刺，疼痛拒按。临床较常见，此种损伤较轻，灸疗效果佳。治疗原则为疏通经络，调和气血。

（二）风寒邪侵：因颈肩长期裸露在外，风寒邪气入侵导致颈筋气血凝滞、筋脉不舒，而发生颈肩疼痛，有风邪偏盛和寒邪偏盛两种类型。

（三）肝肾亏虚，复感外邪：平素肝肾亏虚之人，缺乏筋肉锻炼，身体衰弱，气血不足，循行不畅，舒缩活动失调；或有颈椎病，久伤不愈或筋骨萎弱、疲劳过度复感风寒侵袭，致经络不舒，肌肉气血凝滞痹而不通，僵凝

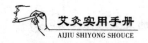

疼痛而发生本病。

三、艾灸技术在落枕中的应用

（一）方一

【取穴】合谷、后溪、腕骨。

【灸法】艾条温和灸：用点燃的艾条在患者的穴位施行温和灸，当患者感受到艾条热度向皮肤深处灌注或出现灸感感传时，在上述穴位各灸10～15分钟，每日灸1～2次即止。

【主治】气血瘀滞（机械性受损）。

（二）方二

【取穴】风池、落枕穴、肩井、合谷、后溪。

【灸法】艾炷隔姜灸：姜片切成薄片后将姜片放到特定穴位上，再将艾炷放到姜片上，点燃艾炷进行艾灸。在上述穴位各灸3～5壮，每日灸1次即止。

【主治】风寒邪侵。

（三）方三

【取穴】肝俞、肾俞、合谷、太溪、落枕穴。

【灸法】温盒灸：让患者取合适体位，选择大号温灸盒，把温灸盒放置在要灸的穴位上，点燃艾条，把艾条放置在铁纱网上，盖上盖子进行艾灸。各灸20～30分钟，每日灸1～2次即止。

【主治】肝肾亏虚，复感外邪。

颈椎病

一、概述

颈椎病又称颈椎综合征，是由于损伤或颈椎及其椎间盘、椎周筋肉退变引起的脊柱平衡失调，因挤压颈部血管、交感神经、脊神经根和脊髓等，产生颈、肩、背、上肢、头、胸部疼痛及其他症状，甚至合并肢体功效主治丧失等，是一种中年以上年龄的慢性疾病。

颈椎病可分为颈型颈椎病、神经根型颈椎病、脊髓型颈椎病和其他型颈椎病，而其中其他型涵盖既往分型中的椎动脉型和交感型颈椎病。

颈椎病属于中医学"项痹"范畴。

二、证候表现

（一）风寒痹阻证：颈项、肩臂酸楚疼痛，放射到前臂，疼痛与气候有关，遇寒痛增，得温痛减。苔薄白，脉弦紧。

（二）气滞血瘀证：多有外伤史或久坐垂首等职业颈部过劳史，颈部僵痛、麻木，劳累后加重。舌紫有瘀点，脉涩。

（三）肝肾亏虚证：颈部酸痛同时伴有头晕目花，耳鸣耳聋，腰膝酸软，遗精遗尿。舌红少苔，脉细数。

三、艾灸技术在颈椎病中的应用

（一）方一

【取穴】颈夹脊、后溪、天柱、申脉、悬钟、风门、大椎、曲池、合谷。

【灸法】艾条做温和灸每次选 3 ～ 5 穴，每穴灸 5 ～ 7 分钟；亦可用大艾炷施无瘢痕灸：每穴 3 ～ 5 壮。每日或隔 1 ～ 2 日 1 次，10 次为 1 个疗程。

【主治】风寒痹阻证。

（二）方二

【取穴】颈夹脊、后溪、天柱、申脉、悬钟、膈俞、合谷、少海、手三里。

【灸法】皮肤针疗法：按毫针刺法选穴或在颈项病变部用皮肤针循经叩刺，再拔火罐 5 分钟左右，使局部出血少许。每周 1 ～ 2 次，7 ～ 10 次为 1 个疗程。

【主治】气滞血瘀证。

（三）方三

【取穴】阿是穴、风池、肩井、天柱、大杼、膈俞、肾俞、大椎、曲池、列缺、合谷、后溪、夹脊、完骨、太溪、太冲、三阴交。

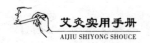

【灸法】艾条温和灸：每次取 3 ～ 5 穴（以局部及上肢穴为主），各灸 15 ～ 20 分钟，每日 1 次，10 次为 1 个疗程。

【主治】肝肾亏虚证。

肩周炎

一、概述

肩周炎是由于多种原因导致的肩盂肱关节囊炎性粘连，属于无菌性炎症。主要表现为肩关节周围疼痛，夜间会加重；肩关节向各个方向的活动受限，且呈进行性加重。本病具有自限性，一般在 6 ～ 24 个月内自愈，但部分患者肩关节不能恢复到正常功效主治水平。

肩周炎中医诊断病名较多，包括"漏肩风""冻结肩""肩凝症""五十肩"等，一般根据病因、疾病特征、发病人群而命名。

二、证候表现

（一）风寒阻络证：肩部疼痛，痛牵肩背、颈项，关节活动轻度受限，恶风畏寒，复感风寒则疼痛加剧，得温则痛减，或伴有头晕、耳鸣。舌淡红，苔薄白，脉浮紧。

（二）气滞血瘀证：肩部疼痛，痛势较剧烈，痛如针刺，痛处固定不移，以夜间为重，肩关节活动受限较明显，局部肿胀、青紫。舌暗，可见瘀点，苔白，脉弦涩。

三、艾灸技术在肩周炎中的应用

（一）方一

【取穴】肩髃、肩贞、臂臑、外关、中渚。

【灸法】艾炷隔姜灸：用黄豆大小艾炷，每穴灸 9 壮，灸至局部红晕温热为度，每日或隔日 1 次，10 次为 1 个疗程，应长期施灸直至症状控制后可以不拘时保健灸。

【主治】风寒阻络证。

（二）方二

【取穴】肩髃、肩贞、臂臑、手三里、外关、膈俞。

【灸法】艾炷隔姜灸：半截橄榄大小艾炷，每穴灸9壮，每日或隔日1次，10次为1个疗程，坚持施灸直至症状消失后可以不拘时保健灸。或用艾条温和灸：每穴灸15分钟，灸至局部红晕温热为度，每日1次，10次为1个疗程。

腰椎间盘突出症

一、概述

腰椎间盘突出症是在腰椎间盘突出的病理基础上，由突出的椎间盘组织刺激和（或）压迫神经根、马尾神经所导致的临床综合征，表现为腰痛、下肢反射痛、下肢麻木、下肢无力、大小便功效主治障碍等。

腰椎间盘突出症属中医"腰腿痛""痹证"范畴。多因肝肾虚弱，气血不能正常温煦、滋养骨髓筋脉；或风寒湿邪侵袭，痹阻经脉，阻止气血运行；或跌仆损伤，致气滞血瘀、遏阻气血，出现"不通则痛"。失治误治，病延日久，则气血俱虚，瘀滞凝结而缠绵难愈，出现"不荣则痛"。

二、证候表现

（一）血瘀气滞证：腰腿痛剧烈，痛有定处，腰部僵硬，俯仰活动艰难，舌质暗紫，或有瘀斑，舌苔薄白或薄黄。

（二）寒湿痹阻证：腰腿部冷痛重着，转侧不利，虽静卧亦不减或反而加重，遇寒痛增，得热则减，伴下肢活动受限。舌质胖淡，苔白腻。

（三）湿热痹阻证：腰筋腿痛，痛处渐有热感，或见肢节红肿，活动受限，口渴不欲饮。苔黄腻。

（四）肝肾亏虚证：腰腿痛缠绵日久，反复发作，乏力，劳则加重，卧则减轻，包括肝肾阴虚及肝肾阳虚证。阴虚证，症见心烦失眠，口苦咽干，

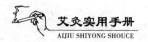

舌红少津。阳虚证，症见四肢不温，形寒畏冷，舌质淡胖。

三、艾灸技术在腰椎间盘突出症中的应用

（一）方一

【取穴】阿是六、气海、大肠俞、关元俞、膈俞、秩边、环跳、委中、承山、三阴交、后溪、腰痛穴。

【灸法】温和灸、隔姜灸、隔铁灸等：每次选3～5个穴位，每穴灸10～20分钟，每日1～2次，隔天1次，10次为1个疗程。

【主治】气滞血瘀证。

（二）方二

【取穴】肾俞、腰阳关、大肠俞、关元俞、气海俞、环跳、秩边、阴陵泉、委中、阳陵泉、足三里、承山、阿是穴。

【灸法】温和灸、回旋灸、隔姜灸或隔蒜灸：每次选3～5个穴位，每穴灸10～20分钟，每日1次，每10次为1个疗程。

【主治】寒湿痹阻证。

（三）方三

【取穴】脾俞、足三里、三阴交、太溪、合谷。

【灸法】温和灸、回旋灸、隔姜灸等：每次取3～5个穴位灸，每穴灸10～20分钟，每日1次，十次为1个疗程。

【主治】湿热痹阻证。

（四）方四

【取穴】关元、气海、命门、腰阳关、肾俞、腰俞、大肠俞、气海俞、关元俞、八髎、秩边、阳陵泉、足三里、阿是穴。

【灸法】温和灸、瘢痕灸、隔姜灸等：每次取3～5个穴位，每穴灸10～20分钟，每日1次，10次为1个疗程。

【主治】肝肾亏虚证。

腰肌劳损

一、概述

腰肌劳损是由于腰部肌肉及其附着点的积累性损伤，引起的局部慢性无菌性炎症，以腰部隐痛、反复发作、劳累后加重为主要临床表现。腰肌劳损是临床常见病、多发病，治疗上以非手术治疗为主，预后良好，多数患者可得到完全缓解。

腰肌劳损属中医学为"痹证""腰痛证"或"腰筋劳伤范畴"。痹证分为多种类型，如风、寒、湿、瘀等，因此在治疗上需要中医辨证治疗。

二、证候表现

（一）寒湿型：病因主要是以寒湿为主，表现为遇寒加剧、遇热缓解的症状，治疗上应以祛风除湿为主，如拔罐，对去除局部风寒湿有一定的治疗效果。如果寒气、湿气较重，可以选择艾灸，对寒湿型腰肌劳损或肾虚型腰肌劳损都有较好的治疗效果。

（二）血瘀型：即气血循环不佳导致的腰肌劳损，表现为腰部隐隐作痛、时好时坏等症状，需要进行活血化瘀的治疗，如推拿，有促进局部血液循环以及松解腰部肌肉粘连的作用。

（三）肾虚型：即肝肾不足或单纯肾虚导致的腰肌劳损，表现为疼痛、腰部的酸软无力等症状，可以采用针刺等外治法，局部采用腰部夹脊穴，促进腰肌劳损处血液循环。

三、艾灸技术在腰肌劳损中的应用

（一）方一

【取穴】大肠俞、委中、腰阳关、阿是穴。

【灸法】温和灸或随身灸皆可："每日1次，每次灸20分钟左右，10天为1个疗程。

【主治】寒湿型腰肌劳损。

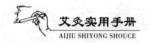

（二）方二

【取穴】委中、膈俞、阿是穴。

【灸法】艾灸膈俞穴，可采用艾条温和灸：每日1次，每次灸20分钟左右，10天为1个疗程。

【主治】血瘀型腰肌劳损。

（三）方三

【取穴】多采用温肾壮阳之法，可取肾俞、委中、阿是穴。

【灸法】可以采用艾灸罐进行随身灸，比较方便，也可以采用艾条温和灸。每次灸30分钟，1个月为一个疗程。

【主治】肾虚型腰肌劳损。

膝关节炎

一、概述

膝关节炎主要指膝关节骨关节炎（knee osteoarthritis，KOA）。该病是一种以膝关节软骨退行性病变和继发性骨质增生为特征的慢性关节疾病，膝关节炎症状往往进展缓慢，随着时间推移逐渐出现膝关节疼痛、肿胀、僵硬、畸形等，导致患者不能灵活活动，严重者可完全无法行动。

漆关节炎属中医学痹证之"骨痹""着痹""膝痹"范畴。

二、证候表现

（一）风寒湿痹证：肢体关节酸楚疼痛、痛处固定、有如刀割或有明显重着感或患处表现肿胀感，关节活动欠灵活，畏风寒，得热则舒。舌质淡，苔白腻。

（二）风湿热痹证：起病较急，病变关节红肿、灼热、疼痛，甚至痛不可触，得冷则舒；可伴有全身发热，或皮肤红斑、硬结。舌质红，苔黄。

（三）瘀血闭阻证：肢体关节刺痛，痛处固定，局部有僵硬感，或麻木不仁。舌质紫暗，苔白而干涩。

（四）肝肾亏虚证：膝关节隐隐作痛，腰膝酸软无力，酸困疼痛，遇劳更甚。舌质红少苔。

三、艾灸技术在膝关节炎中的应用

（一）方一

【取穴】患侧犊鼻、内膝眼、梁丘、血海、阴陵泉、阳陵泉、足三里、丰隆等。

【灸法】隔姜温针法：用3寸不锈钢毫针刺入穴位相应深度行针得气后，于针柄插2cm长的艾条段，以备温针灸。将姜块切成2mm厚的姜片，于膝关节所针穴位周围皮肤上铺满姜片，然后点燃艾条，加特定电磁波谱疗法（TDP）照射，每燃尽1根艾条为1壮，每次灸3壮，每日1次，7天为1个疗程。

【主治】风寒湿痹证。

（二）方二

【取穴】患膝犊鼻、内膝眼、足三里。

【灸法】隔物温和灸：用炮附子研末，加适量黄酒、饴糖调制成直径20mm、厚3～5mm的圆形药饼，药饼中间均匀留出直径约2mm的小孔5个。准确取穴，将附子饼置于穴区，用自制艾灸器将直径约2cm、长约4cm的艾条悬置距附子饼上方1cm点燃，灸治过程中不断将艾灰去掉，并保持艾条与附子饼间距和火势，每穴灸约30分钟，以穴位皮肤泛红而不灼伤为度。每日1次，每周连续治疗6天。

【主治】风湿热痹证。

（三）方三

【取穴】内膝眼、外膝眼、鹤顶、阴陵泉、阳陵泉。

【灸法】隔姜灸：将用鲜姜切成直径2～3cm，厚0.2～0.3cm的片，中间以针刺10个小孔，放在应灸腧穴处，上面再放自制艾炷（重2g）5壮施灸，以使皮肤红润而不起疱为度。将附子和三七研成粉末，用60%乙醇调和做成直径约3cm、厚约0.8cm的附子饼，中间以针刺10个小孔，放在应灸腧穴处。疗程间隔10天，最多治疗2个疗程。

【主治】瘀血闭阻证。

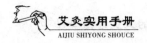

（四）方四

【取穴】热敏化腧穴。

【灸法】温和灸：以患者病位附近的经穴、压痛点、皮下硬结等反应物部位为中心、3～5cm 为半径的范围内，距离皮肤 2cm 左右施灸。当患者感受到"艾热"向皮肤深处灌注时，此点即为灸位（热敏化腧穴）。重复上述步骤，直至找到 1～2 处透热最明显处，此 1～2 处施灸点即为最佳灸位。根据病情需要，在最佳灸位上施行单点温和灸或双点温和灸，直至透热现象消失为一次施灸剂量。完成一次治疗剂量的施灸时间因人而异，一般20～100 分钟，标准为透热现象消失，每日 1 次，一般连续施灸 1～2 次，至施术部位发疱或渗流黄水为度，1 次艾灸发疱至灸疮愈合为 1 个疗程，常需 20 天左右。

【主治】肝肾亏虚证。

踝关节扭伤

一、概述

踝关节扭伤是临床常见的运动损伤性疾病，如急性期治疗不当或治疗不彻底可形成陈旧性损伤。踝关节扭伤属于中医学"伤筋"范畴。

二、证候表现

（一）血瘀气滞：损伤早期，踝关节疼痛，活动时加剧，局部明显肿胀及皮下瘀斑，关节活动受限。舌红边瘀点，脉弦。

（二）筋脉失养：损伤后期，关节持续隐痛，轻度肿胀，或可触及硬结，步行欠力。舌淡苔白，脉弦细。

三、艾灸技术在踝关节扭伤中的应用

（一）方一

【取穴】解溪、阿是穴。

【**灸法**】温和灸：施灸者点燃艾条的一端，火头对准要灸的穴位，距离皮肤 3～5cm 施灸，使患者穴位处皮肤有温热感而无灼痛感为宜，若患者知觉迟钝，施灸者可把食指和中指放在穴位周围感受温度，防止灼伤皮肤。每穴灸 15～20 分钟，灸至局部皮肤潮红为度。每日 1～2 次。

【**主治**】血瘀气滞证。

（二）方二

【**取穴**】申脉、丘墟、解溪、太溪、阿是穴。

【**灸法**】隔姜温针灸：医者把长度为 1.5 寸以上的毫针刺入要施灸的穴位中，得气后进行适当的补泻手法，留针，将细软纯净的艾绒捏在针尾上，此过程一定要小心操作。点燃艾绒施灸。每次燃烧 1～3 团艾绒。

【**主治**】筋脉失养证。

（陈 萍）

第九节 妇科疾病的艾灸疗法

慢性盆腔炎

一、概述

盆腔炎的主要症状为下腹部疼痛或者坠胀，并且痛连腰骶，同时伴有带下增多、带下色黄等症状。所以盆腔炎在中医中又被称为腹痛或者是带下病，中医认为本病主要是由于热毒型或者是湿热型、湿热瘀滞型导致的。

二、证型表现

（一）热毒型：症状一般有高热寒战，小腹疼痛带下量多如脓，尿黄便秘。舌质红苔黄，脉滑数或弦数。

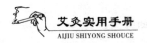
（二）湿热型：症状一般有低热，小腹疼痛灼热感，带下量多色黄质稠。舌质红苔黄腻，脉滑数。

（三）湿热瘀滞型：症状一般有小腹胀痛，口苦口干，带下黄而稠。舌暗红苔黄或白，脉弦或弦数。

三、艾灸技术在慢性盆腔炎中的应用

（一）方一

【取穴】关元、中极、肾俞、次髎。

【灸法】温灸盒灸：按照先灸腰背部穴位再灸胸腹部穴位的顺序施灸。让患者取合适体位，选择大号温灸盒，把温灸盒放置在要灸的穴位上，点燃艾条，把艾条放置在铁纱网上，盖上盖子进行艾灸。每个穴位灸15～30分钟。此种方法热力均衡，患者会感觉舒适。

【方法】热毒型慢性盆腔炎。

（二）方二

【取穴】关元、子宫、归来、神阙、气海。

【灸法】艾条隔姜灸：取关元、中极施灸。先把新鲜的老姜切成厚约0.3cm的薄片，用针在姜片上扎数个小孔，然后让患者取仰卧位，把姜片放置在要施灸的穴位上。把中艾炷放置在姜片的中央，点燃施灸，施灸过程中若患者感觉疼痛，可把姜片略略抬起再放下，反复操作以缓解疼痛，每穴灸5～7壮，以穴位处皮肤潮红为度。每日1～2次。

【方法】湿热型慢性盆腔炎。

（三）方三

【取穴】腰阳关、子宫穴、关元、次髎、三阴交、阴陵泉。

【灸法】直接灸：取2～4个腧穴，用小艾炷在上述穴位上直接灸，当患者感受到艾条热度向皮肤深处灌注或出现灸感感传时，疼痛可逐渐缓解。每次每穴艾条灸2～3分钟，每次自经前3～5天开始，每日1次，连续5天，一个月经周期为1疗程，连续3个疗程。

【方法】湿热瘀滞型慢性盆腔炎。

痛经

一、概述

痛经本身就是一种中医命名，又叫经行腹痛，是指每逢月经期间或行经前后出现的以周期性、反复性小腹疼痛为主要症状的疾病。

痛经是妇科常见病、多发病，西医所说的痛经，一般是指功效主治性痛经，即没有生殖器官病变的痛经。

而中医的经行腹痛，既包括了西医的原发性痛经，也包括了由生殖器官病变所引起的继发性痛经，如常见的子宫内膜异位症、子宫腺肌症等。

中医认为经行腹痛有虚实之分，临床上以寒证、瘀证为多见。女生平时，尤其是经期不注意保暖，喜食冰冷的食物，使得月经血凝滞不畅，不通则痛，而出现经行腹痛。

二、证候表现

（一）气滞血瘀型：此型患者症见经期小腹胀痛拒按，行经不畅，经量少。舌质暗。治疗应该以疏肝理气，化瘀止痛为主。

（二）寒凝血瘀型：此型患者症见经前或者经期小腹冷痛拒按，得热痛减，月经延迟。患者出现畏寒肢冷，面色青白。舌质白，脉沉紧。辨证阳虚内寒，应温经暖宫，化瘀止痛；寒凝气滞，应温经散寒止痛为主。

（三）湿热瘀阻型：此型患者症见经前或行经腹痛，有灼热感或者是痛连腰骶。经期延长或者经量增多，白带黄稠量多，尿黄。舌红苔黄腻，脉滑数等。治疗以清热除湿。化瘀止痛为主。

（四）肾气亏虚型：此型患者症见经期或经后1～2天内小腹绵绵作痛，痛连腰骶，月经量少、颜色比较暗淡，患者常见肾气不足的症候，如头晕，耳鸣，健忘，失眠等。舌质淡红，苔薄白，脉沉细。

三、艾灸技术在痛经中的应用

（一）方一

【取穴】关元、气海、神阙、血海、子宫、三阴交、太冲、次髎。

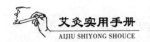

【灸法】隔姜灸：将生姜切片，放置于肚脐、关元穴处，取艾绒如蚕豆或枣核大小，放在姜片上，点燃艾绒施灸。每穴灸 3 ~ 5 壮，每次约 10 ~ 30 分钟，自经前 3 天开始，每日 1 次，至月经来潮、疼痛消失为止。一个月经周期为 1 个疗程，连续 3 个疗程。

【主治】气滞血瘀型痛经。

（二）方二

【取穴】三阴交、气海、关元、血海、次髎。

【灸法】附子饼灸：将附子研细，制为饼状，放置于患者疼痛部位，如腹部、腰骶部等，取艾绒如蚕豆或枣核大小，放在附子饼上，点燃艾绒施灸。每穴灸 3 ~ 5 壮，每次约 10 ~ 30 分钟，自经前 3 ~ 5 天开始，每日 1 次，连续 5 天，一个月经周期为 1 疗程，连续 3 个疗程。

【主治】寒凝血瘀型痛经。

（三）方三

【取穴】关元、子宫、归来、八髎、三阴交。

【灸法】艾条温和灸：用点燃的艾条在患者的腹部和腰部的穴位施灸，当患者感受到艾条热度向皮肤深处灌注或出现灸感感传时，疼痛可逐渐缓解。每次每穴艾条灸 2 ~ 3 分钟，每次自经前 3 ~ 5 天开始，每日 1 次，连续 5 天，一个月经周期为 1 疗程，连续 3 个疗程，每天艾灸不低于 30 分钟，三阴交可以艾灸 10 ~ 15 分钟，10 次为 1 个疗程。

【主治】湿热瘀阻型痛经。

（四）方四

【取穴】关元、腰阳关、八髎。

【灸法】隔药灸：取红花、蒲黄、川芎、延胡索各等量研为细末，加黄酒少许制成药饼，放置于腰部、关元穴处。取艾绒如蚕豆或枣核大小，放在药饼上，点燃艾绒施灸，每穴灸 3 ~ 5 壮，每次约 10 ~ 30 分钟。自经前 3 ~ 5 天经来出现疼痛开始，每日 1 次，至月经疼痛消失为止，一个月经周期为 1 个疗程，连续 3 个疗程。

【主治】肾气亏虚型痛经。

功能失调性子宫出血

一、概述

功能失调性子宫出血简称功血，主要是由于神经内分泌系统失调而不是由生殖器官器质性病变等引起的异常子宫出血。表现为月经周期不规律、经量过多、经期延长或不规则出血。

功效主治性子宫出血可分三型：无排卵型功血、排卵型功血、排卵期出血。

功效主治性子宫出血属于中医学"崩漏"范畴。

二、证候表现

（一）肾虚型

1.肾阴虚证：经血非时而下，出血量少或多，淋漓不断，血色鲜红，质稠，头晕耳鸣，腰酸膝软，手足心热，颧赤唇红。舌红，苔少，脉细数。

2.肾阳虚证：经血非时而下，出血量多，淋漓不尽，色淡质稀，腰痛如折，畏寒肢冷，小便清长，大便溏薄，面色晦暗。舌淡暗，苔薄白，脉沉弱。

（二）脾虚型：经血非时而下，量多如崩，或淋漓不断，色淡质稀，神疲体倦，气短懒言，不思饮食，四肢不温，或面浮肢肿，面色淡黄。舌淡胖，苔薄白，脉缓弱。

（三）血热型：经血非时而下，量多如崩，或淋漓不断，血色深红，质稠，心烦少寐，渴喜冷饮，头晕面赤。舌红苔黄，脉滑数。

（四）血瘀型：经血非时而下，量多或少，淋漓不净，血色紫暗有块，小腹疼痛拒按。舌紫暗或有瘀点，脉涩或弦涩有力。

三、艾灸技术在功能性子宫出血中的应用

（一）方一

【取穴】脾俞、隐白、百会、气海、关元、三阴交、足三里、然谷、太溪。

【灸法】隐白、气海均以艾卷雀啄法温灸之15分钟，百会先针，施平补平泻之法，继用灸法。余穴采取补法。每日1次，留针30分钟，15次为1个疗程。一般施术在辰巳两个时辰（上午7时至11时）效果最佳。

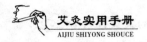

【主治】肾阴虚证。

（二）方二

【取穴】脾俞、隐白、百会、气海、关元、三阴交、足三里、肾俞、命门、神阙。

【灸法】针灸法：隐白、气海均以艾卷雀啄法温灸之15分钟，百会先针，施平补平泻之法，继用灸法。余穴采取补法。每日1次，留针30分钟，15次1疗程。一般施术在辰巳两个时辰（上午7时至11时）效果最佳。

【主治】肾阳虚证。

（三）方三

【取穴】脾俞、气海、关元、足三里、隐白、中极、三阴交。

【灸法】灸罐法：先用艾条点燃温灸各穴15分钟，以皮肤有温热感及人体感觉舒适为宜，之后吸拔火罐，留罐10分钟，每日1次，10次为1个疗程。

【主治】脾虚行公共性子宫出血。

（四）方四

【取穴】行间、血海、阴交、关元、气海、太冲、隐白、太溪、然谷。

【灸法】针灸法：气海、关元、阴交、太溪平补平泻；行间、血海、太冲捻转泻法半分钟留针，隐白艾条灸15分钟。然谷捻转补法，留针30分钟。崩者每日2～3次，漏者每日1次，至血止，血止后，隔日1次，巩固治疗3次。

【主治】血热型功能性子宫出血。

（五）方五

【取穴】膈俞、肝俞、三阴交、中极、地机、气冲、冲门。

【灸法】针灸法：膈俞、肝俞施泻法，中极、三阴交先补后泻，以补为主。留针20～30分钟，每日1次，6次为1个疗程。

【主治】血瘀型功能性子宫出血。

更年期综合征

一、概述

更年期综合征是女性在更年期由于生理和心理改变而出现的一系列临床症状。更年期妇女，由于卵巢功效主治减退，垂体功效主治亢进，分泌过多的促性腺激素，引起植物神经功效主治紊乱，从而出现一系列程度不同的症状，如月经变化、面色潮红、心悸、失眠、乏力、抑郁、多虑、情绪不稳定，易激动，注意力难于集中等。

更年期综合症属于中医学"绝经前后诸证"的范畴。

二、证候表现

（一）肾阴虚：绝经前后，月经先期或先后不定，量或少或多，或崩或漏，经色鲜红，眩晕耳鸣，汗出，五心烦热，腰膝酸软，足跟疼痛，或皮肤干燥、瘙痒，口干，大便干结，尿少色黄。舌红少苔，脉细数。

（二）肾阳虚：绝经前后，月经紊乱，量多、色淡暗，或崩中漏下，精神萎靡，面色晦暗，畏寒肢冷，或面浮肢肿，腰背冷痛，小便清长，夜尿多。舌淡或胖嫩边有齿印，苔薄白，脉沉细弱。

（三）肾阴阳两虚：绝经前后，月经紊乱，量或少或多，乍寒乍热，烘热汗出，头晕耳鸣，健忘，腰酸背痛。舌淡苔薄，脉沉弱。

三、艾灸技术在更年期综合征中的应用

（一）方一

【取穴】神阙、大赫、足三里。

【灸法】隔姜灸：每穴灸2壮，每日1次，每周5次，20次为1个疗程。

【主治】肾阴虚证。

（二）方二

【取穴】膻中、期门、关元、气海、大椎、八髎、足三里、中冲、内关。

【灸法】雷火灸：病初起，距离皮肤1～2cm，用雀啄法，灸疗膻中、期门、关元、气海、大椎、八髎、足三里、中冲，每雀啄9次为1壮，每壮

189

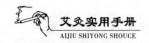
之间用手压一压，灸至皮肤发红，深部组织发热为度；中后期出现腰膝疼痛，距离皮肤 2～3cm，把疼痛部位及其周围软组织灸红，深部组织发热为度，每移动或旋转灸棒 10 次均要用手按压一次；灸上述（除中冲）穴位外，还应加三阴交、内关，灸法用小螺旋形法，距离皮肤 2～3cm，把皮肤灸红，深部组织发热为度。每日 1 次，7 天为 1 个疗程，每疗程后休息 3 天，可灸 3～5 个疗程。

【主治】肾阳虚证。

子宫脱垂

一、概述

子宫从正常位置沿阴道下降，宫颈外口达坐骨棘水平以下，甚至子宫全部脱出于阴道口以外，称为子宫脱垂。子宫脱垂常合并有阴道前壁和后壁膨出。

中医名为阴挺，见《景岳全书》："妇人阴中突出如菌如芝，或挺出数寸，谓之阴挺。"指妇女子宫下脱，甚则脱出阴户之外，或者阴道壁膨出，又称"阴脱""阴菌""阴痔""产肠不收""葫芦颓"等。多由分娩损伤所致，常见于经产妇。

二、证候表现

（一）脾虚气陷：表现为自觉有块物自阴道脱出，下腹重坠，劳累或站立过久可加重，伴有腰部酸胀、小便频数而清长、白带增多或精神疲倦、心悸气短。

（二）肾精亏虚：表现为腰酸腿软，小腹下坠，头晕耳鸣，阴道干涩不适，无白带，小便频数。

三、艾灸技术在子宫脱垂中的应用

（一）方一

【取穴】百会、子宫六、关元、三阴交、会阴穴。

【灸法】隔姜灸：每穴 3 ~ 7 壮，每日 1 次，10 次为 1 个疗程；也可用一个单孔艾灸盒扣在百会穴上艾灸 20 分钟。

【主治】脾虚气陷证。

（二）方二

【取穴】主穴：气海、关元、中极、归来。配穴：百会。

【灸法】主穴采用单纯拔罐法，或针刺后拔罐法、闪罐法，留罐 20 分钟，或闪罐 15 ~ 20 下；配穴艾灸 3 ~ 5 壮（不拔罐），每日或隔日 1 次，5 次为 1 个疗程。

【主治】肾精亏虚证。

（杨　娜）

第十节　儿科疾病的艾灸疗法

小儿泄泻

一、概述

3 岁以下的婴儿，消化功效主治尚不成熟，抵抗疾病的能力差，很容易发生腹泻。主要表现是以大便次数增多，粪质稀薄或如水样为特征的病症。本病发病年龄以婴幼儿为主，其中 6 个月至 2 岁的小儿发病率最高，1 岁以内约占半数。一年四季均可发病，以夏秋季节发病率高。本病类似于西医学所称的腹泻病，病因分为感染性和非感染性两类。感染性腹泻主要由病毒、

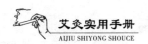
细菌、真菌、寄生虫等引起，既往以细菌感染为主。随着卫生条件改善及城市化进程加快，目前多以病毒感染为主，尤其是轮状病毒感染最为常见。非感染性腹泻常因喂养不当、食物过敏、乳糖酶缺乏及消化功效主治紊乱等引起。

中医学上小儿泄泻常兼有脘腹不适，食少纳呆，小便不利等症状，多由于外感寒热湿邪、内伤饮食、脏腑失调等形成脾虚湿盛而致泻。暴泻多起病急，变化快，泻下急迫，泻下量多，多为外邪所致，其主要病位在脾胃。本病轻证治疗得当则预后良好；重症则预后较差，可出现气阴两伤，甚至阴竭阳脱；久泻迁延不愈，则易转为慢惊风或疳证。

二、证候表现

（一）常证

1.湿热泻：大便水样，或如蛋花汤样，泻下急迫，量多次频，气味秽臭，或见少许黏液，肛门红赤，腹痛时作，或伴恶心呕吐，或发热烦哭，口渴尿黄。舌质红，苔黄腻，脉滑数，指纹紫。治法：清肠泄热，化湿止泻。

2.风寒泻：大便清稀，夹有泡沫，臭味不甚，肠鸣腹痛，或伴恶寒发热，鼻流清涕，咳嗽。舌质淡，苔薄白，脉浮紧，指纹淡红。治法：疏风散寒，化湿和中。

3.伤食泻：大便稀溏，夹有乳凝块或食物残渣，气味酸臭，或如败卵，脘腹胀满，暖气酸馊，或有呕吐，不思乳食，腹痛拒按，泻后痛减，夜卧不安。舌苔厚腻，或微黄，脉滑实，指纹紫滞。治法：消食化滞，运脾和胃。

4.脾虚泻：大便稀溏，色淡不臭，多于食后作泻，时轻时重，面色萎黄，神疲倦怠，食欲不振，形体消瘦。舌淡苔白，脉缓弱，指纹淡。治法：健脾益气，助运止泻。

5.脾肾阳虚泻：久泻不止，食入即泻，大便清稀，澄澈清冷，完谷不化，或见脱肛，或有五更作泻，形寒肢冷，面色白，精神萎靡，寐时露睛。舌淡苔白，脉细弱，指纹色淡。治法：温补脾肾，固涩止泻。

（二）变证

1.气阴两伤：泻下无度，质稀如水，精神萎弱或心烦不安，目眶及囟门四陷，皮肤干燥，啼哭无泪，口渴引饮，小便短少，甚至无尿，唇红而干。

舌红少津，苔少或无苔，脉细数。治法：健脾益气，酸甘化阴。

2.阴竭阳脱：泻下不止，次频量多，精神萎靡，表情淡漠，面色青灰或苍白，哭声微弱，啼哭无泪，尿少或无，四肢厥冷。舌淡无津，脉沉细欲绝。治法：挽阴回阳，救逆固脱。

三、艾灸技术在小儿泄泻中的应用

（一）方一

【取穴】风寒型：风门、大椎、列缺；伤食型：中脘、天枢、足三里、大肠俞；脾胃虚弱型：脾俞、胃俞、足三里。

【灸法】①艾条温和灸：列缺、足三里可手持艾条温和灸，施灸时间15分钟左右。②艾灸盒覆盖施灸：位于腹背部的风门、大椎、中脘、天枢、大肠俞、脾俞、胃俞可用艾灸盒覆盖施灸，施灸时间30分钟左右。

【主治】适用于小儿常见的泄泻

（二）方二

【取穴】上巨虚、神阙、中脘、天枢、曲池。

【灸法】①艾条悬灸：每穴每次悬灸10～15分钟，每日1～2次，灸至泻止为度。施灸时术者示、中二指置于患儿穴位两侧，以测知温度，以免烫伤。②热泻散天灸：苦参、苍术各研末，热重者以3∶1配合，湿重者以1∶3配合，米醋调和敷贴于涌泉穴和以上各穴，外用纱布包扎。每日换药2～3次，泻缓适当延长换药时间。

【主治】适用于小儿外感热邪的泄泻，可清肠解热，化湿止泻。

（三）方三

【取穴】神阙、天极、中脘、上巨虚、足三里。

【灸法】①灯火灸：每穴每次灼灸2～3壮，神阙穴灼灸时可改在脐窝四周灼灸，每日1次，灸治病愈为度。②火柴灸：每穴每次灼灸2～3壮，神阙穴灼灸时可改在脐窝四周灼灸，每日1次，灸治病愈为度。③线香灸：每穴每次灼灸2～3壮，神阙穴灼灸时可改在脐窝四周灼灸，每日1次，灸治病愈为度。④白胡椒天灸：取白胡椒适量研细末纳入脐孔（神阙穴），上盖纱布，胶布固定吗，每日1次，灸至泻止为度。

【主治】适用于小儿外感寒邪的泄泻。

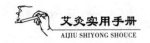

（四）方四

【取穴】神阙、天枢、中脘、上巨虚、脾俞。

【灸法】①灯火灸：每穴每次灼灸2～3壮，神阙穴灼灸时可改在脐窝四周灼灸，每日1次，灸治病愈为度。②火柴灸：每穴每次灼灸2～3壮，神阙穴灼灸时可改在脐窝四周灼灸，每日1次，灸治病愈为度。③线香灸：每穴每次灼灸2～3壮，神阙穴灼灸时可改在脐窝四周灼灸，每日1次，灸治病愈为度。④白胡椒天灸：取白胡椒适量研细末纳入脐孔（神阙穴），上盖纱布，胶布固定，每日1次，灸至泻止为度。

【主治】适用于小儿脾虚泄泻。

（五）方五

【取穴】神阙、上巨虚、梁门、天枢、中脘。

【灸法】①朴硝天灸：取朴硝60～120g，涂于腹部，布帛扎紧即可，6～12小时取下。与苍术天灸配合应用。②苍术天灸：取苍术适量，用蜂蜜调和，填满脐窝，上盖纱布，胶布固定。每日或隔日换药1次。

【主治】适用于小儿伤食泻。

（六）方六

【取穴】上巨虚、下巨虚、水道、阴陵泉。

【灸法】艾条温和灸：每穴灸3～5分钟，隔日1次，10次为1个疗程，以局部潮红湿润为度。

【主治】适用于小儿湿热泻。

小儿厌食

一、概述

小儿厌食是小儿时期的一种常见病症，临床以较长时期厌恶进食，食量减少为特征。本病可以发生在任何季节，但夏季暑湿当令之时，可以使症状加重。各年龄儿童均可发病，以1～6岁为多见，城市儿童发病率较高。

　　小儿厌食的原因很多，可以由消化系统疾病如胃肠炎、肝炎、便秘和全身性疾病如贫血、结核病、锌缺乏、维生素 A 或 D 中毒以及服用引起恶心呕吐的药物等引起。家长喂养不当，对小儿进食的过度关心以致打乱了进食习惯；或小儿好零食或偏食、喜香甜食物、盛夏过食冷饮；或小儿过度紧张、恐惧、忧伤等均可引起厌食。

　　小儿厌食属于中医学"恶食""不嗜食"范畴。小儿脏腑娇嫩，"脾常不足"。若饮食不节，或喂养不当，或长期偏食，损伤脾胃的正常运化功效主治，导致脾失健运，胃不思纳造成厌食症。治疗小儿厌食症关键在脾，但是，脾不在于补，而贵在于运，在运脾的同时注意疏肝，如果肝疏脾运，气机升降正常则厌食愈矣。

二、证候表现

　　（一）脾失健运：食欲不振，厌恶进食，食量乏味，食量减少，或伴胸脘痞闷，嗳气泛恶，大便不调，偶尔多食后则脘腹饱胀，形体尚可，精神正常。舌淡红，苔薄白或薄腻，脉尚有力。治法：调和脾胃，运脾开胃。

　　（二）脾胃气虚：不思进食，食而不化，大便偏稀夹不消化食物，面色少华，形体偏瘦，肢倦乏力。舌质淡，苔薄白，脉缓无力。治法：健脾益气，佐以助运。

　　（三）脾胃阴虚：不思进食，食少饮多，皮肤失润，大便偏干，小便短黄，甚或烦躁少寐，手足心热。舌红少津，苔少或花剥，脉细数。治法：滋脾养胃，佐以助运。

　　（四）肝脾不和：厌恶进食，嗳气频繁，胸胁疼满，性情急躁，面色少华，神疲肢倦，大便不调。舌质淡，苔薄白，脉弦细。治法：疏肝健脾，理气助运。

三、灸法治疗

　　（一）方一

　　【取穴】主穴：脾俞、胃俞、足三里、三阴交、阴陵泉。配穴：四缝、中脘、天枢。

　　【灸法】①艾条温和灸：每次选用3～5个穴位，每次灸治10～15分钟，

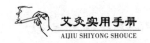

每日 3 次，以皮肤微红为度，一般 3 ～ 5 天为 1 个疗程，以灸至食欲增进为止。②雀啄灸：每次选 3 ～ 4 个穴位，每穴灸 5 ～ 10 分钟，每日 1 次，10 次为 1 个疗程。

【主治】适用于小儿脾胃气虚引起的不思乳食，食而不化。

（二）方二

【取穴】主穴：脾俞、胃俞、足三里、三阴交、阴陵泉。配穴：中脘、内关。

【灸法】①艾条温和灸：取相应穴位，每次灸 5 ～ 10 分钟，每日 1 ～ 2 次，以皮肤微红为度，一般 7 ～ 14 天为 1 个疗程，以灸至食欲增进为止。灸后热敷神阙、关元。②艾炷隔姜灸：取相应穴位，每穴灸 5 ～ 7 壮，艾炷如黄豆大小，每日 1 次，7 次为 1 个疗程。

【主治】适用于小儿脾胃阴虚引起的不思进食，食少饮多。

（三）方三

【取穴】中脘、梁门、气海、天枢、脾俞、胃俞、足三里、内庭。

【灸法】①艾灸盒覆盖灸：对中脘、梁门、气海、天枢及脾俞、胃俞进行施灸，每次灸 30 分钟；②艾条温和灸：灸足三里、内庭，每次灸 15 分钟左右。

【主治】适用于小儿脾失健运证、脾胃气虚证。

小儿遗尿

一、概述

小儿遗尿又称尿床、遗溺，是指 5 周岁以上的小儿，在睡眠状态下不自主排尿 ≥ 2 次/周，持续 3 个月以上的一种病症。其病因复杂，临床上可分为原发性、继发性、单纯性和复杂性遗尿。临床上最常见的是原发性单纯性遗尿症。遗尿多见于 10 岁以下的儿童，数量上男孩是女孩的 2 倍，且有明显的家族倾向。本病大多病程长，或反复发作。重症病例白天睡眠中也会发生遗尿，严重影响患儿的身心健康与生长发育。

遗尿的病因主要为下元虚寒、肺脾气虚、心肾不交、肝经湿热，以致膀胱失约而成遗尿，尤以下元虚寒为多见。遗尿的病位主要在膀胱，与肾、脾、肺密切相关。病机为三焦气化失司，膀胱约束不利。

二、证候表现

（一）下元虚寒：睡中经常遗尿，醒后方觉，天气寒冷时加重，小便清长，神疲乏力，面色少华，形寒肢冷，腰膝酸软。舌淡苔薄白或白滑，脉沉细或沉弱。治法：温补肾阳，固摄止遗。

（二）肺脾气虚：睡中遗尿，日间尿频而量多，面色少华或萎黄，神疲乏力，纳少便溏，自汗、动则多汗，易感冒。舌淡苔薄白，脉弱无力。治法：补肺健脾，固摄小便。

（三）心肾失交：梦中遗尿，寐不安宁，多梦易惊，烦躁叫扰，多动少静，记忆力差，或五心烦热，形体较瘦。舌红苔少，脉沉细数。治法：清心滋肾，安神固精。

（四）肝经湿热：睡中遗尿，小便量少色黄，气味腥臊，性情急躁，夜卧不安或梦语，甚者目睛红赤。舌红苔黄腻，脉滑数。治法：清利湿热，泻肝止遗。

三、灸法治疗

（一）方一

【取穴】关元、中极、气海、足三里（双）、肾俞（双）、命门、腰阳关、百会。

【灸法】①艾炷灸：每次选3~5个穴，取麦粒大艾炷灸，每穴灸5壮，每日1次，1周为1个疗程。②艾炷隔物灸：取鲜姜或生蒜，切薄片，每穴灸2~4壮。③温灸器灸：将燃烧艾条放在温灸器内，取腹部和背部穴位热熨之，每日1次，每次灸15~20分钟。小儿皮肤娇嫩，切勿烫伤，尤其是腹部和臀部附近的穴位，更要小心使用。④温针灸：先取俯卧位，毫针刺命门、肾俞、腰阳关，行呼吸补法，再切半寸艾条置针柄上慢慢烧灼。术毕再令患儿更换仰卧位，关元、中极、气海以2寸毫针行呼吸补法，也可用半寸

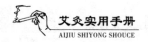

艾条放在针柄慢慢烧灼，此穴可多加灸 2 ~ 4 次。足三里以 2 寸毫针行迎随补法。百会可用艾条悬灸。⑤艾条悬灸：每次选 5 ~ 7 个穴位，艾条悬灸。每日 2 次，1 周为 1 个疗程。⑥艾炷隔盐灸：取适量食盐研磨纳入脐孔之中，上置黄豆大的艾炷施灸，每次灸 3 ~ 7 壮，隔日灸 1 次，7 次为 1 个疗程。

【主治】适用于小儿睡中经常遗尿，甚者一夜数次，尿清而长，醒后方觉，神疲乏力，面白肢冷，腰腿酸软，智力较差，舌质淡，苔薄白，脉沉细无力。

（二）方二

【取穴】肾气不足证：百会、神门、肾俞、膀胱俞、三阴交、中极；脾胃气虚证：百会、关元、中极、气海、脾俞、足三里。

【灸法】①艾灸盒覆盖灸：灸脾俞、肾俞、膀胱俞及气海、中极、关元，施灸时间 30 分钟左右；②艾条温和灸：可手持艾条灸神门、三阴交、足三里、百会，每个穴位每次灸 15 分钟左右。③艾炷隔附子饼灸：用大艾炷隔附子饼灸，灸 7 壮；气海能益气固肾，关元能培本固元、温暖下焦，中极为膀胱之募穴，能固摄膀胱，三穴均可用大艾炷隔附子饼灸，灸 7 壮。每晚睡前灸治 1 次，10 次为 1 个疗程。

【主治】适用于肾气不足型、脾胃气虚型的小儿遗尿。

（三）方三

【取穴】关元、中极、神阙、膀胱俞、印堂、百会。

【灸法】①灯火灸：每穴每次灼灸 3 ~ 5 壮，隔日 1 次，7 次为 1 个疗程。②桑螵蛸天灸：取桑螵蛸 10 ~ 15g，研为细末，加入葱白 7 根共捣如糊状，分别敷于以上穴位，上盖纱布，胶布固定。3 天换药 1 次，3 次为 1 个疗程。

【主治】适用于小儿遗尿后熟睡不醒。

小儿百日咳

一、概述

百日咳是由百日咳时邪（百日咳杆菌）引起的急性时行病，临床以阵发性痉挛性咳嗽，咳毕伴有特殊的鸡鸣样吸气性吼声为主要特征。在不进行有效治疗的情况下，病程可延续 2～3 个月左右，故名"百日咳"。古代医籍所述"顿咳""顿嗽""顿呛""鹭鸶咳"与本病类似；因其具有高度传染性，又称"天哮呛""疫咳"等。

本病的病原为百日咳杆菌，传染源主要为百日咳患者和潜在感染者，主要通过空气飞沫传播，发病前 1～2 天至病程 3 周内传染性最强。人群普遍易感，小婴儿或未达到疫苗接种年龄的儿童为最易感人群。本病全年均可发生，主要见于冬春季节。百日咳时邪郁于肺经，化火生痰，胶结气道，导致肺失清肃，肺气上逆为本病主要病因病机。小儿百日咳属中医儿科学"顿咳"范畴。

二、证候表现

（一）邪犯肺卫（初咳期）：初起咳嗽，流涕，或有发热、咽红，2～3 天后，咳嗽逐渐加重，日轻夜重，痰液稀白或稠黄。舌质红，苔薄白或薄黄，脉浮有力，指纹浮红或浮紫。治法：疏风解表，宣肺止咳。

（二）痰火阻肺（痉咳期）：阵发性痉咳，伴吸气性鸡鸣样吼声，吐出痰涎及食物而止，入夜尤甚，痰液黏稠，可伴呕吐、胁痛、舌下生疮、目睛出血、咯血、衄血、二便失禁。舌质红，苔薄黄或黄腻，脉滑数，指纹紫滞。小婴儿可伴窒息、神昏、抽搐。治法：化痰降逆，泻肺清热。

（三）气阴耗伤（恢复期）：痉咳缓解，鸡鸣样吼声消失，可见咳声无力，痰白清稀或干咳无痰，神倦乏力，气短懒言，声音嘶哑，纳呆食少，自汗或盗汗，大便不实。舌质淡，苔少或无苔，脉细。治法：益气养阴，润肺止咳。

三、艾灸技术在小儿百日咳中的应用

（一）方一

【取穴】主穴：肺俞、大椎、天突、定喘；配穴：风门、合谷、曲池、列缺、涌泉、足三里。

【灸法】①隔姜灸：选大椎、风门、肺俞 3 穴，艾炷如麦粒大，切片以垫铺穴上，每穴灸 3～5 壮。②温针灸：取合谷、列缺 2 穴用毫针施提插捻转的泻法，再以艾线少许包裹针柄末端，点燃急吹，令其速燃速灭。大椎穴

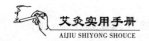
以毫针刺施迎随泻法,令针感沿脊柱向下传导。③艾条温和灸:每次选用3~5个穴位,每个穴位每次灸10~15分钟,每日2次,以皮肤微红为度,一般5~7天为1个疗程。灸后敷药,天突、肺俞、定喘贴敷肉桂、沉香加调生姜汁4~6小时,每天1次,5~7天为1个疗程。

【主治】适用于邪犯肺卫(初咳期)的小儿百日咳。

(二)方二

【取穴】主穴:肺俞、大椎、天突、涌泉、定喘;配穴:足三里、丰隆。

【灸法】热敏灸:每次选用相应穴位,每次灸10~15分钟,每日2次,以皮肤微红为度,一般5~7天为1个疗程。灸后敷药配合,天突、肺俞、定喘或足三里、涌泉外敷肉桂、沉香加调姜汁,或吴茱萸加调姜汁4~6小时,每天1次,5~7天为1个疗程。

【主治】适用于痰火阻肺(痉咳期)的小儿百日咳。

(三)方三

【取穴】主穴:肺俞、风门、大椎、天突、定喘;配穴:涌泉、足三里、膻中、脾俞。

【灸法】艾条温和灸:选取相应穴位,每个六位每次灸10~15分钟,每日2次,以皮肤微红为度,一般3~5天为1个疗程。灸后敷药配合予天突穴、神阙穴、膻中穴或足三里穴、涌泉穴外敷肉桂、沉香加调姜汁,或吴茱萸加调姜汁4~6小时,每天1次,5~7天为1个疗程。

【主治】适用于气阴耗伤(恢复期)的小儿百日咳。

(四)方四

【取穴】身柱穴(双)、丰隆穴(双)、尺泽穴(双)、肺俞穴(双)、大椎穴。

【灸法】①艾炷灸:每穴可灸1~3壮,艾炷如麦粒大。每月1~2次,尺泽穴注意勿伤血脉,临床以毫针点刺出血后隔蒜片施艾炷灸疗为好。②艾条温和灸:以细枝艾条点燃后,可采用温和灸,每穴5分钟,每日2~3次均可。③温针灸:以毫针1寸,刺诸穴,提插捻转泻法,不留针,再于背部身柱穴处施以隔姜灸法。

【主治】适用于以阵发性痉挛性咳嗽为主要症状的小儿百日咳。咳嗽连续,日轻夜重,咳后伴有深吸气样鸡鸣声,吐出痰涎及食物后,痉咳得以暂时缓解，舌淡，苔白腻，脉弦滑。

（五）方五

【取穴】脾俞穴（双）、肺俞穴（双）、足三里穴（双）、太渊穴（双）、太白穴（双）。

【灸法】①艾炷灸（补法）：依方选用上穴，取艾炷如麦粒大，置穴位上施灸，待皮肤温熟红润时即取下毋使太过，每穴灸 3～5 壮，灸毕用手按压，每日 1 次。②艾条温和灸：选用上穴，即细艾条悬空灸之，每穴灸 3～5 分钟，每日可灸 1～2 次。

【主治】适用于以咳声无力、痰白清稀为主要症状的小儿百日咳。患儿神疲乏力，气短懒言，纳差食少，自汗或盗汗，大便不实，舌淡，苔薄白，脉细弱。

小儿积滞

一、概述

小儿积滞是小儿内伤乳食，停聚中焦，积而不化，气滞不行所形成的一种胃肠疾病。以不思乳食，食而不化，脘腹胀满或疼痛，嗳气酸腐或呕吐，大便酸臭溏薄或秘结为临床特征。西医学的消化功效主治紊乱、功效主治性消化不良可参考本病诊疗。

小儿各年龄段均可发病，但以婴幼儿最为多见。禀赋不足，脾胃素虚，人工喂养及病后失调者更易患病。本病可单独出现，亦可兼夹出现于其他疾病如感冒、肺炎、泄泻等病程中。本病一般预后良好，少数患儿可因积滞日久，迁延失治，进一步损伤脾胃，导致气血生化乏源，营养及生长发育障碍，转化为疳证，故前人有"积为疳之母，无积不成疳"之说。

本病病位主要在脾胃，病属实证，但若患儿素体脾气虚弱，可呈虚实夹杂证。可根据病史、伴随症状以及病程长短辨别其虚、实、寒、热。初病多实，积久则虚实夹杂，或实多虚少，或实少虚多。由脾胃虚弱所致者，初起即表现虚实夹杂证候。若素体阴盛，喜食肥甘辛辣之品，致不思乳食，脘腹

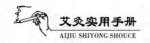
胀满或疼痛，面赤唇红，烦躁易怒，口气臭秽，呕吐酸腐，大便秘结，舌红苔黄厚腻，此系实热证；若素体阳虚，贪食生冷，或过用寒凉药物，致脘腹胀满，面白唇淡，四肢欠温，朝食暮吐，或暮食朝吐，吐物酸腥，大便稀溏，小便清长，舌淡苔白腻，此系虚寒证；若素体脾虚，腐熟运化不及，乳食停留不消，日久形成积滞者为虚中夹实证。

二、证候表现

（一）乳食内积：不思乳食，嗳腐酸馊或呕吐食物、乳片，脘腹胀满，疼痛拒按，大便酸臭，哭闹不宁，夜眠不安，舌质淡红，苔白垢腻，脉象弦滑，指纹紫滞。治法：消乳化食，和中导滞。

（二）食积化热：不思乳食，口干，脘腹胀满，腹部灼热，手足心热，心烦易怒，夜寐不安，小便黄，大便臭秽或秘结，舌质红，苔黄腻，脉滑数，指纹紫。治法：清热导滞，消积和中。

（三）脾虚夹积：面色萎黄，形体消瘦，神疲肢倦，不思乳食，食则饱胀，腹满喜按，大便稀溏酸腥，夹有乳片或不消化食物残渣，舌质淡，苔白腻，脉细滑，指纹淡滞。治法：健脾助运，消食化滞。

三、灸法治疗

（一）方一

【取穴】神阙、中脘。

【灸法】艾条温和灸：每个穴位每次灸 5 分钟，至皮肤潮红为度。医者应将食指、中指置于施灸部位两侧，来测知小儿局部受热程度，以防烫伤，每日灸 1 次，3 次为 1 个疗程。

【主治】适用于以嗳气为主要症状的小儿积滞。

（二）方二

【取穴】神阙、天枢（双侧）。

【灸法】艾条温和灸：将艾条置于患者神阙穴、双侧天枢穴，施灸以温暖为宜，如感到局部皮肤灼热，可稍移动，每次灸治 15 ~ 30 分钟，每日灸 1 ~ 2 次，14 天为 1 个疗程。

【主治】适用于以腹胀腹痛为主要症状的小儿积滞。

（三）方三

【取穴】神阙、中脘、关元。

【灸法】隔姜灸：在患儿神阙穴、中脘穴、关元穴贴上生姜片，用艾条对着姜片灸 10 ~ 20 分钟，以穴位皮肤轻度发红为度。每日 1 ~ 2 次，7 天 1 个疗程，治疗 1 个疗程。注意掌握施灸时间，以皮肤红晕为度，观察皮肤温度、颜色，及时刮除艾灰，注意保暖。

【主治】适用于以小儿腹泻为主要症状的小儿积滞。

（四）方四

【取穴】脾俞（双）、胃俞（双）、中脘穴、足三里（双）。

【灸法】①温和灸：以细枝艾条回旋温和灸法，每穴灸 5 ~ 10 分钟，每日 1 次。②艾炷灸：每穴可灸 3 ~ 5 壮，每日 1 次。③隔药灸：将丁香、苏叶、吴茱萸各等份，共研极细末，兑入冰片少许，将药面敷平于穴位上，然后用麦粒大艾炷放在药面上灸之，每穴可灸 2 ~ 5 壮。

【主治】适用于以形体较瘦、面色萎黄、不思乳食为主要症状的小儿积滞。患儿常困倦无力，或食生便多，大便干稀不调，精神不振，好发脾气，唇舌淡红，苔白腻，脉细滑。

（刘善敏）

203

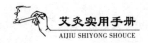

参考文献

［1］温木生主编.中国穴位灸疗大全［M］.赤峰：内蒙古科学技术出版社，2016.06.

［2］朱坤福，祝蕾，杨海珍著.中国灸疗学［M］.北京：中医古籍出版社，2018.02.

［3］张爱林，张娜编著.灸除常见病－穴位贴敷灸疗［M］.成都：四川科学技术出版社，2018.01.

［4］张媛媛，王军媛.至阳八阵穴隔附子饼灸治疗糖尿病胃轻瘫临床研究［J］.上海针灸杂志，2020，39（4）：392-395.

［5］邓茹，雷正权，王东，等.穴位埋线结合脐灸治疗单纯性腹性肥胖［J］.吉林中医药，2021，41（3）：391-395.

［6］陈扬，苏同生.针灸治疗甲状腺功能减退症的研究进展［J］.中医药学报，2020，48（4）：63-67.

［7］张秀勤，郝万山.全息经络刮痧宝典［M］.北京：北京出版社，2020

［8］郭长青，刘乃刚，胡波针灸穴位图解［M］.北京：人名卫生出版社，2013

［9］李燕，黄文博，周舒雯，等.基于司外揣内从六经辨证探讨肿瘤"症－经－证"辨治模式［J］.中华中医药杂志，2023，38（12）：5888-5891.

［10］严蔚冰，严石卿.灸经辑要［M］.中国中医药出版社：202110.

［11］任知波.脐灸［M］.浙江大学出版社：201901.

［12］张静，刘彤慧，冯小丽，等.基于"经脉所过，主治所及"理论探讨阿尔兹海默病的辨经论治［J］.辽宁中医药大学学报，2024（6）：1-15.

［13］何丽群，李玲，温景清，钟春红，张丽，官梦春.穴位艾灸联合间歇性导尿应用于脊髓损伤后神经源性膀胱的临床疗效［J］.泌尿外科杂志（电子版），2024，16（03）：33-36.

［14］魏一苇，葛晓舒，陈小平，胡宗仁，何清湖.马王堆医书中灸法学术特色探析［J］.中医杂志，2024，65（16）：1639-1645.

［15］灵树软，林冬莉，郑谅，等，基于"颈腰同治"理论温针灸疗法对神

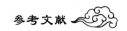

经根型颈椎病患者椎动脉血流速度及预椎功能的影响［J］.长春中医药大学学报，2021；37（6）：1363-6.

［16］尹通.中医综合疗法治疗神经根型颈椎病40例［J］.中国实用医药，2020，15（20）：161-162.

［17］岳萍，温针灸联合推拿按摩治疗对膝关节骨性关节炎（寒湿痹阻证）患者关节功能及疼痛症状的影响［J］.四川中医，2018，36（10）：189-191.

［18］黄梁江，史巍，陆敏，膝关节骨性关节炎的康复治疗新进展［J］.中国康复，2022，37（4）：252-256.

［19］沈凡琪，韩延华，刘丽.中医药治疗盆腔炎性疾病相关信号通路的研究进展［J］.中国实验方剂学杂志，2023，29（18）：251-258.

［20］马艳华，顾晓丁.穴位埋线结合艾灸治疗原发性痛经患者对子宫动脉血流动力学和VAS评分[6]的影响[J].针灸临床杂志，2022,38(3)：21-25.

［21］中国医师协会全科医师分会，北京妇产学会社区与基层分会.更年期妇女健康管理专家共识(基层版)[J].中国全科医学，2021,24(11)：1317-1324.

［22］范敏，老年子宫脱垂阴式全宫切除术后并发症的中西医结合护理［J］.实用妇科内分泌电子杂志，2015.2（03）：160，162.

［23］杨艳，子宫脱重全程非手术综合康复治疗效果观察［J］.临床合理用药杂志，2016，9（19）：56-57.